Jocelyne Rolland

Avec la collaboration de Marie Borrel

10 MINUTES PAR JOUR POUR REMODELER VOTRE SILHOUETTE

Préface
du Dr Philippe Blanchemaison

Albin Michel

Ouvrage publié sous la direction de Laure Paoli

Afin d'être suffisamment précis,
il était nécessaire de citer certaines marques commerciales.
Ces citations sont faites à titre gratuit.

Pour des raisons de lisibilité, nous avons choisi d'écrire
les marques déposées avec ou sans majuscule,
sans les faire suivre du sigle ® ou ™.

Les marques Cellu M6, Wellbox, Endermologie sont déposées
par la société LPG Systems.
La marque Lipomassage est déposée
par Louis-Paul Guitay (LPG)
La marque Fast Gym est déposée
par le Dr Philippe Blanchemaison.
La marque Rééducation de la Beauté est déposée
par Jocelyne Rolland et Delphine Perahia.

« Il n'y a pas de poids idéal, de taille belle en soi. Est belle la forme qui peut être pleinement habitée par telle ou telle personne. »

Philippe Stévenin et Albert Danilo,
in *Le Corps dans la vie quotidienne*

Merci à tous les formateurs et enseignants qui ont jalonné mon parcours et qui ont accepté de partager avec moi leurs connaissances :

- à Patricia Brizon, pour sa patience et sa fidèle amitié ;
- à Didier Pescher, pour sa passion selon Pilates (www.leaderfit.com) ;
- à André Petit, pour son regard d'expert sur le corps féminin (www.ecoledudos.biz) ;
- et à François Pigneaux, pour ses compétences et sa créativité.

Sommaire

Préface

Les femmes concernées par la cellulite doivent être désespérées ! Comment se fait-il que les progrès de la médecine n'aient pas encore réussi à vaincre, grâce à un protocole simple et définitif, ce fléau à la fois bénin et ravageur ?

La cellulite est un phénomène complexe mais qui, progressivement, dévoile à la science ses secrets. Aujourd'hui, il faut encore beaucoup d'expériences et d'excellentes techniques pour en venir à bout.

C'est tout l'intérêt du livre de Jocelyne Rolland, kinésithérapeute spécialisée depuis plus de vingt ans dans le traitement de la silhouette, et à l'origine de plusieurs progrès thérapeutiques décisifs.

L'une des clés du traitement de la cellulite réside dans l'amélioration du tissu qui entoure les cellules graisseuses. La meilleure connaissance de ce tissu que l'on nomme conjonctif permet de distinguer les différentes sortes de graisses. Ce qui favorise ensuite la mise en place du traitement le plus approprié pour agir sur la partie graisseuse ou sur la rétention d'eau ou sur la fibrose.

D'autre part, l'amélioration de techniques comme le lipomassage, qui se sont affinées progressivement au cours des vingt dernières années, nous donne des outils très performants pour agir au cœur du problème. Ajoutez à cela l'expérience et la sensibilité de l'auteur, vous avez entre les mains le meilleur ouvrage actuel sur le sujet.

Dr Philippe Blanchemaison

Introduction

Interrogez une femme d'aujourd'hui qui se questionne à propos de sa silhouette : elle vous expliquera que, malgré une bonne hygiène de vie (alimentation équilibrée, exercice régulier), les rondeurs localisées autour des hanches, des cuisses ou des genoux résistent à tous ses efforts. Elle vous dira que les régimes et l'activité physique (exercices, musculation, sport) ne lui permettent pas de venir à bout de ces problèmes typiquement féminins qui surviennent souvent dès l'adolescence. En revanche, la graisse qu'on aimerait garder, celle des seins ou des joues, fond comme neige au soleil dès que l'on change ses habitudes de vie (manger moins, bouger plus) pour combattre des défauts de silhouette.

Autre problème qui concernerait 98 % des femmes : une forme de graisse rebelle, plus superficielle, étalée sous la peau, lui donnant l'aspect d'un matelas capitonné, j'ai nommé la cellulite ou peau d'orange ! Particulièrement résistante, elle ne cède ni aux régimes, ni à l'exercice, ni aux cosmétiques.

Des réserves pour préserver l'espèce !

Ces graisses, les spécialistes les nomment « caractères sexuels secondaires ». Cela signifie simplement qu'elles sont des « signes de féminité ». Elles siègent principalement autour du bassin (la future « maison du bébé ») et correspondent à un stockage de réserves, en prévision d'éventuelles carences et privations qui risqueraient de mettre en péril le renouvellement de l'espèce humaine. En attendant de servir un jour, pour mener à terme une grossesse ou pour allaiter le nouveau-né en cas de privation ou de famine, cette graisse nous affuble de zones de réserve, véritables « bosses » localisées ou étendues. Les risques de famine se faisant rares dans nos sociétés occidentales d'opulence et de « malbouffe » nous gardons cette graisse stockée, emprisonnée, endormie ! Comme ce sont des caractères génétiques, féminins obligatoires, pourrait-on dire, certains médecins rechignent à les prendre en charge[1]. Pour couronner le tout et se moquer un tant soit peu, certains n'hésitent pas à comparer cette fameuse cellulite au revêtement d'un canapé en cuir capitonné, le célèbre canapé Chesterfield !

---

1. Mme Zoe Diana Draelos, dermatologue et femme, rédacteur en chef du *Journal of Cosmetic Dermatology*, écrivait ainsi dans un éditorial en 2005 (4, 221-222), que « traiter la cellulite est comme essayer d'ignorer la physiologie normale de la femme qui permet de perpétuer l'espèce ! ».

Stockage et déstockage

Cette graisse est stockée sous l'effet des hormones féminines, à cause d'un déséquilibre entre ce que l'on mange et ce que l'on utilise pour vivre, c'est-à-dire ce que notre métabolisme brûle. Vous êtes-vous demandé parfois si vous mangiez suffisamment, trop ou pas assez par rapport à vos besoins en énergie ? Vous êtes-vous demandé où allait cette énergie en trop, même à raison de quelques grammes emmagasinés chaque jour ?

Les chercheurs en physiologie de la graisse nous expliquent que, dans certaines régions du corps de la femme, autour du bassin par exemple, les cellules graisseuses sont plus aptes à stocker et font la sourde oreille à tous les messages de libération (issus du stress, des régimes, de l'exercice physique). Une fois stockée, cette graisse s'endort, générant volumes, rondeurs, bourrelets ! Plus en surface, cette graisse est emprisonnée par un tissu imperméable et impénétrable à tous les messages de déstockage, c'est la fameuse cellulite !

Alors pourquoi continuer à penser sport et régime quand on sait que la graisse du bas du corps, la cellulite et les capitons résistent à ces tentatives, efficaces sur le poids, on ne peut le nier, sur le galbe musculaire ou sur le cœur… mais pas sur la peau d'orange ni sur les rondeurs bien spécifiques et localisées de la femme, comme la culotte de cheval, l'intérieur des cuisses et des genoux, les chevilles, le bas-ventre ?

Une alternative nouvelle

L'amalgame entre les différentes sortes de graisse et la méconnaissance des phénomènes capables de les consommer sont sûrement responsables de la mauvaise orientation de bon nombre de femmes. La puissance du marketing associé à des techniques ou des méthodes à destination du muscle (salles de gym et de *fitness*, stimulation électrique, plate-forme vibrante...) alors qu'il s'agit d'un stockage dans la peau insensible aux efforts musculaires, ne fait rien pour clarifier leur choix ! L'idée qu'il suffit d'inverser la tendance, de mieux manger, de faire du sport pour voir disparaître ces vilaines zones est trop simpliste et ne correspond pas à la réalité de la physiologie des tissus.

Sans pour autant décrier l'utilité d'une bonne hygiène de vie pour être belle et en bonne santé, rendons-nous à l'évidence : il faut choisir une autre arme que le sport, les régimes et même les cosmétiques pour se débarrasser de ces rondeurs localisées dans le bas du corps de la femme et de cette fameuse peau d'orange.

Ces connaissances de la physiologie des tissus que sont la peau ou la graisse sont relativement nouvelles et fondamentales. Le grand public ne le sait pas encore mais il existe dorénavant une alternative aux cosmétiques, aux régimes, à l'exercice et même aux techniques invasives comme les injections ou la chirurgie !

Ma passion pour la beauté et l'esthétique

Avant d'entrer dans le vif du sujet, voici l'histoire de ma passion pour la beauté et l'esthétique. Elle est à l'origine de la double formation, d'esthéticienne et de kinésithérapeute, qui me permet aujourd'hui d'aborder ces questions.

J'ai toujours aimé les produits de beauté ! Adolescente, je consacrais mon argent de poche à acheter des produits dans les pharmacies. Je ne les utilisais pas car une acné rebelle et tenace défigurait mon visage. Mais j'aimais contempler ces produits, j'admirais les jolis flacons en verre de l'époque, et je les organisais sur la coiffeuse qui trônait en bonne place dans ma chambre. Je lisais le *Petit Livre vert de la beauté* et, à l'heure de l'orientation scolaire, j'avais même écrit à Yves Rocher en personne afin de lui demander la marche à suivre pour faire le même métier que lui ! Il m'avait gentiment répondu (je n'avais eu, à l'époque, aucun doute sur le fait que c'était lui en personne qui l'avait fait !), m'engageant à me diriger vers des études de chimie, matière qui n'était pas mon fort. Lycéenne en série scientifique et animée par le désir de m'occuper d'autrui, je m'inscrivis en médecine pour, finalement, n'y passer qu'un trimestre. La dure sélection qui se profilait avait eu raison de ma faible motivation.

Que faire alors pour ne pas perdre l'année scolaire qui débutait et en attendant d'intégrer des études de masso-kinésithérapie, nouvelle orientation qui retenait mon attention ? Un CAP d'esthéticienne, retour logique à mes premières amours cosmétiques. Mon CAP en poche, mon diplôme de la très « chic » école d'esthétique Jean d'Estrées en complément, je n'avais plus qu'à attendre septembre pour intégrer les études qui me conduiraient à mon futur métier. Mon grand-père, un érudit autodidacte qui aimait me faire découvrir les beaux livres et les beaux textes, ne l'entendait pas de cette oreille. Très en colère, il me tint alors ce langage : « Quelle idiotie d'abandonner la médecine pour aller masser des fesses ! » Cette phrase résonne encore en moi aujourd'hui, même si sa voix si chère s'est tue il y a une vingtaine d'années. Sans prêter attention à cette remarque qui m'avait néanmoins blessée à l'époque, je m'engageai donc dans ce parcours paramédical qui répondit réellement à mes attentes.

Le chemin d'une vocation

Une fois diplômée, je me suis tournée vers la rééducation des enfants handicapés moteurs, puis je me suis spécialisée en neurologie. Dès que je l'ai pu, trois ans après mon diplome, j'ai effectué une année supplémentaire pour obtenir la certification me permettant d'enseigner. Et c'est là que j'ai rencontré ma véritable vocation, celle qui fait encore sourire mes neurones, celle que je peux écrire avec un V majuscule : la formation. Pendant quatorze ans, j'ai adoré former les futurs professionnels qui, au début de ma carrière, avaient presque mon âge ! Que de bons moments passés, que d'échanges et de bonheur à expliquer, détailler, évaluer, toujours dans la bonne humeur et sans jamais chercher à démotiver ou à sanctionner ! Ce goût de la formation a été le point de départ d'un vrai tournant, à l'origine de ce livre.

Deux « hasards » ont alors infléchi ma route. D'abord, grâce à Philippe Stévenin[1], j'ai intégré la licence en sciences de l'éducation qu'il avait ouverte aux « profs de kiné », jusque-là considérés comme non universitaires. Et c'est toujours grâce à lui que j'ai, par la suite, rencontré les créateurs du fameux Cellu M6[2], avec qui j'allais entamer une collaboration fructueuse, notamment en parcourant le monde pour expliquer à d'autres comment... masser des fesses !

Ces études universitaires m'ont donné le goût de l'écriture, j'ai lu les grands auteurs de philosophie,

---

1. Philippe Stévenin, kinésithérapeute, a été l'un de mes professeurs puis mon directeur lors de ma formation pour devenir moi-même formateur. Grâce à ses démarches, il a obtenu que les enseignants en kinésithérapie puissent intégrer un cursus universitaire de niveau licence sans passer par le DEUG, une sorte d'équivalence de notre diplôme. Nombreux sont mes consœurs et confrères qui sont allés jusqu'au doctorat ! Aujourd'hui docteur en sciences de l'éducation, il a consacré son temps à la formation des professionnels de santé en France et en Afrique.

2. Il s'agit de la société LPG Systems.

sociologie, psychologie et j'ai souvent pensé à mon grand-père qui aurait été fier de me voir soutenir mon DESS/Master en sciences de l'éducation.

Je suis ainsi devenue une spécialiste de la beauté dotée d'un double regard, puisque j'avais un œil « kiné », et un œil « esthétique ». Au fil des années, j'ai approfondi mes connaissances en matière de beauté et de « médecine au féminin ». J'en suis arrivée à mettre au point une approche particulière de ces problèmes, que j'ai baptisée « rééducation de la beauté », et que je pratique dans un centre portant ce nom. Ce livre est le fruit de mon parcours, de mes rencontres avec des patientes, des femmes en quête de beauté et de bien-être, avec des professionnels en formation, avec des industriels de la beauté.

Rééduquer la beauté par le mouvement

Mon parcours parfois en zigzag trouve aujourd'hui sa cohérence. Cette prise en charge du corps féminin (et même masculin !) destinée à entretenir la beauté avec une vision de kinésithérapeute constitue une alternative aux techniques invasives. J'espère que cette approche vous donnera envie de vous regarder autrement et de trouver des solutions adaptées à votre « beauté durable », sans jamais prendre de risque pour votre santé !

Ma double formation de kinésithérapeute et d'esthéticienne m'a sensibilisée à cette vision des choses que je veux partager avec vous dans ce livre. En tant que kinésithérapeute, j'ai appris à redonner du mouvement à un corps blessé, handicapé, malade, opéré. Dans le mot « kinésithérapie » il y a le mot *kinos*, qui signifie mouvement ! Soigner par et pour le mouvement est le credo des kinésithérapeutes. En tant qu'esthéticienne, j'ai appris à aborder un corps ou un visage avec des rituels et des gestes de beauté inscrits dans une recherche constante de bien-être et de cocooning.

Dans ce contexte, la rencontre avec la société LPG Systems m'a permis de regarder les problèmes de la beauté, de la jeunesse et de la minceur sous un angle nouveau : celui des soins mécaniques[1], du massage réalisé à l'aide de machines à la fois moins fatigables et plus performantes que nos mains. Armée de mes deux casquettes, j'ai très vite approuvé les appareils créés et commercialisés par cette société. En mobilisant les tissus grâce à un massage mécanique intense, ces appareils redonnent vie à une circulation sanguine et lymphatique ralentie, assouplissent les cicatrices ; la cellulite s'efface peu à peu, les graisses résistantes se mettent enfin à fondre, les jambes lourdes s'allègent, la rétention d'eau s'évacue… Les fibroblastes (cellules de la jeunesse de la peau) produisent davantage de collagène et d'élastine, la peau se redensifie et les rides se lissent.

1. Notamment le fameux Cellu M6.

Mais aucune machine n'est magique ! Aucune ne peut faire de miracle, sans que son action, aussi efficace soit-elle, ne soit associée à des gestes quotidiens, des petites modifications dans les habitudes de vie, des efforts mesurés mais durables. C'est pourquoi, autour de cette machine, j'ai mis en place une véritable rééducation de la beauté visant à redonner du mouvement à une mécanique rouillée. C'est à cette rééducation que ce livre va vous initier.

Trois axes pour rééduquer votre beauté

Que vous ayez ou non recours à l'aide d'un spécialiste pratiquant le massage mécanique, les gestes que je vous propose ici vous feront du bien. Vous constaterez rapidement des résultats. Mais ceux-ci seront encore plus rapides si vous leur associez quelques séances de cette pratique qui, aujourd'hui, a fait ses preuves[1].

Si je vous propose de consacrer 10 minutes chaque jour pour sculpter votre silhouette, c'est que votre temps est précieux. Dix minutes, c'est un investissement que tout le monde peut faire, quels que soient la

1. Les effets du Cellu M6 ont notamment été étudiés par le Pr Lafontan, directeur de recherches à l'INSERM.

pression et l'emploi du temps. Dix minutes, c'est à peine plus que 3 fois 3 minutes. Vous pouvez toujours vous arranger pour « voler » ce temps à la maison, au bureau, en conduisant, dans les transports en commun...

Mais d'abord, il faut que vous compreniez bien le fonctionnement de votre corps et des tissus qui le composent. Ensuite, je vous proposerai de faire vous-même, grâce à des tests simples, un « autodiagnostic » pour chaque région du corps qui vous permettra de mieux cerner ce contre quoi vous allez vous battre.

Enfin, vous pourrez mettre en place les stratégies que je vous propose et qui, selon les cas, privilégieront l'aspect alimentaire (équilibre et adaptation à vos vrais besoins), l'aspect physique (posture, exercices, activité) ou le massage mécanique qui, dans certains cas, s'avère primordial. Dans tous les cas, ces trois axes seront présents. Ils sont comme les trois pieds d'un tabouret : même s'ils ne sont pas tous de la même longueur, le tabouret tient toujours debout tant qu'il possède ses trois pieds. Mais si vous lui en ôtez un, il se renverse. Ces trois axes d'action sont les trois pieds de votre beauté. La rééducation de la beauté vous propose de les stimuler tous, dans des proportions différentes selon les cas, afin que votre beauté retrouve toute sa stabilité !

Chapitre 1

Avez-vous de la graisse ou de la cellulite ?

La première étape de la rééducation de la beauté est toujours la même : avant de mettre en place quelque geste que ce soit, il faut établir un état des lieux et savoir quel type de graisse vous encombre. Car graisse, cellulite et rétention d'eau n'ont ni la même origine, ni la même structure physiologique. Et les gestes efficaces sur l'une seront sans effet sur les autres. La localisation des bourrelets et rondeurs revêt aussi son importance et on ne lutte pas contre la graisse du ventre comme on s'attaque à la cellulite des jambes ou des bras. C'est pourquoi je vous proposerai, tout au long de ce livre, des tests simples que vous pourrez facilement effectuer vous-même et qui vous aideront à faire le point sur l'état de votre corps. Mais dans un premier temps, faisons connaissance avec les différents types de graisse.

Régime, exercice physique et activation mécanique : le trio gagnant !

Il est probable que vous ne soyez pas encore convaincue de la résistance de certaines graisses du corps aux régimes et aux exercices. Et ce d'autant plus que d'innombrables articles de presse mettent trop souvent au premier plan ces deux seules solutions. Je vous conseille alors d'aller assister à une compétition de triathlon ou d'aviron, sports d'endurance réputés pour leur action de consommation des graisses : regardez les formes des compétitrices, et tout particulièrement le bas de leur corps. Ces femmes qui s'entraînent régulièrement (et intensément !) mais qui ont commencé leur pratique sportive alors qu'elles avaient déjà de la cellulite et de la graisse localisée dans le bas du corps, les conservent malgré l'intensité et la régularité de leurs exercices physiques. Si un jour elles veulent sculpter leur silhouette alors il leur faudra ajouter une activation spécifique de la graisse à leur programme physique ! De quelle activation s'agit-il, si elle n'est ni hormonale, ni cosmétique, ni magnétique, ni électrique ? Il s'agit d'une nouvelle forme de stimulation cellulaire décrite depuis peu dans la littérature scientifique : l'activation mécanique.

Pour bien comprendre pourquoi ces graisses du bas du corps résistent aux efforts physiques mais pas à la stimulation mécanique, il faut revenir à quelques notions basiques de physiologie, associées à des découvertes récentes.

La graisse protège notre corps contre les chocs, tout en étant utile chez l'homme et la femme pour maintenir la température du corps à 37 °C. Elle est, en outre, indispensable chez la femme pour perpétuer l'espèce en constituant des réserves à utiliser en cas de famine pour mener à bien la grossesse puis l'allaitement. De ce fait, cette graisse est difficilement déstockable : des verrous naturels ont été placés pour éviter toute lipolyse[1].

Pourquoi, alors, est-elle tellement combattue ? C'est parce que la silhouette dite gynoïde de ces femmes aux formes généreuses, notamment autour des hanches, des fesses et des cuisses, alors que le haut du corps reste mince est considérée comme déformée. Cette graisse est traquée car elle prend souvent cet aspect de « peau d'orange » très mal accepté car inesthétique (on parle de cellulite). Enfin, cette graisse est combattue parce qu'un réel paradoxe existe : à l'heure actuelle, dans nos sociétés d'opulence, de malbouffe et de sédentarité, cette graisse qui s'installe plus vite et plus facilement que jamais ne répond plus aux canons de la beauté. La baigneuse d'Ingres n'est plus un modèle aujourd'hui. La minceur est devenue un objectif de vie, un idéal de beauté.

---

1. Lipolyse : réaction de transformation des graisses stockées pour être consommées puis éliminées comme un carburant par le métabolisme du corps.

Permettez-moi d'ajouter (et c'est ma fibre « professionnel de santé » qui s'exprime ici) que, même sans vouloir la minceur à tout prix, il est vrai que des tissus sans surcharge, sans barrage et sans cellulite sont plus agréables à regarder et surtout en meilleure santé !

Toutes les graisses ne se ressemblent pas !

Depuis quelques années, les mécanismes profonds qui régissent le tissu graisseux sont mieux connus. Le professeur Max Lafontan, grâce aux travaux de l'équipe de chercheurs qu'il dirige à l'Inserm de Toulouse, a percé nombre de ses secrets. Bien que très complexes, ces nouvelles données nous permettront bientôt de percer les mystères de l'obésité. Mais, pour l'heure, nous devons faire avec les informations dont nous disposons.

Voici les notions capitales à connaître pour ne plus faire fausse route et être récompensé(e)s de nos efforts.

La graisse est constituée de cellules, les adipocytes, réunies en grappes. Chaque adipocyte, que l'on peut comparer à un récipient, est équipé d'un petit vaisseau par lequel la graisse arrive pour être stockée, ou repart lorsqu'elle quitte la cellule pour être éliminée. Le stockage, la transformation et la libération de la graisse sont des phénomènes très élaborés qui fonctionnent sous la dépendance d'hormones.

L'une des découvertes de l'équipe du professeur Lafontan concerne la surface des cellules graisseuses. Celle-ci porte des récepteurs, sorte d'interrupteurs, qui ont des fonctions bien distinctes : certains sont là pour déclencher l'action de stockage de la graisse (ce sont les récepteurs « α »), d'autres engendrent la lipolyse, c'est-à-dire la transformation des graisses stockées en glycérol et acides gras puis leur élimination dans le courant sanguin vers les muscles et le foie (ce sont les récepteurs « β »).

Contrairement à ce que les scientifiques ont cru pendant des décennies, il semble que le nombre de récepteurs varie d'une partie du corps à l'autre et d'un individu à l'autre. Les hanches féminines, par exemple, sont riches en récepteurs « α » (stockage facilité) alors que les hanches masculines sont plus riches en récepteurs « β » (absence de stockage). Ainsi, une femme à la silhouette gynoïde et aux hanches larges (voir p. 73) aura tendance à stocker autour des hanches en raison de la plus grande proportion de récepteurs « α » dans cette région. À l'inverse, une femme à la silhouette androïde et aux hanches étroites (voir p. 73) aura davantage de récepteurs « β » dans cette partie du corps, ce qui explique qu'elle conservera des hanches peu graisseuses (fesses petites et cuisses minces) toute sa vie. En fait, la répartition des récepteurs « α » et des récepteurs « β » est inversée chez la gynoïde et chez l'androïde : dans le haut du corps gynoïde il y a davantage de récepteurs « β », alors que chez une femme androïde, il y a davantage de récepteurs « α » dans le haut du corps.

Messieurs, ne vous impatientez pas ! Nous allons parler de vous plus en détail dans les chapitres suivants. Pour l'heure, sachez que votre cas est plus simple. Vous n'avez pas (ou peu) de graisses dans le bas du corps, car ce sont vos muscles qui prennent sa place. N'oublions pas que, si nous sommes sur la terre pour enfanter, vous êtes à nos côtés pour aller tuer des animaux et nous apporter la nourriture. C'est pourquoi vous disposez d'une quantité importante de muscles. Vos récepteurs « α » sont plutôt situés dans le haut du corps et particulièrement autour des organes intra-abdominaux. Dès que votre dépense musculaire se ralentit (moins de sport égale moins d'activité métabolique), vous stockez dans le haut du corps. Vous êtes donc des candidats rêvés pour la bedaine !

Les secrets de la lipolyse

Les récepteurs « β » nous intéressent au plus haut point car ce sont eux qui déclenchent la libération des graisses. Lorsque vous faites des efforts physiques, ces récepteurs sont sensibles au stress de l'exercice qui entraîne la production d'adrénaline, une hormone censée les exciter et les mettre en action. Mais, pour que ce processus se mette en marche, il faut que ces récepteurs « β » soient plus forts que les récepteurs « α » environnants. Et ce n'est pas toujours le cas ! Première contrainte : pour déstocker la graisse au cours d'un exercice physique, il faut donc posséder suffisamment de récepteurs « β » actifs. Mais ce n'est pas la seule. Une seconde contrainte existe : il faut que les graisses soient sensibles aux hormones du stress (autrement dit du déstockage), notamment à l'adrénaline. Or, on apprend par la voix du professeur Lafontan que toutes les graisses ne sont pas logées à la même enseigne !

La réaction de lipolyse (c'est-à-dire la libération des graisses sous forme de glycérol) se produit en fonction du dosage d'adrénaline présenté au tissu graisseux. Trois types de graisse se distinguent et elles correspondent aux zones du corps telles que nous les envisagions pour la répartition des récepteurs« α » et « β ».

L'étude des graisses fémorales montre que, même en augmentant le taux d'adrénaline dans le sang, la lipolyse ne se déclenche pas. Il faut se rendre à l'évidence : même en faisant de l'exercice physique, même en jeûnant (l'adrénaline est aussi l'hormone du jeûne), la graisse ne s'éliminera pas dans la partie basse du corps chez la femme gynoïde. L'adrénaline ne provoque pas le déclic attendu. Une autre solution est donc à trouver.

La situation est un peu différente pour les graisses du haut du corps, celles que l'on peut saisir en pinçant la peau. Elles sont lentes au déstockage par le biais de l'effort physique, mais cela reste possible. Attention cependant au découragement car, malheureusement, dans ces graisses sont classées celles des seins et des joues. Ceux-ci fondent avant que le tour de taille ne s'affine, et ce résultat est souvent rédhibitoire.

Nombreuses sont les femmes qui abandonnent la partie, de peur de perdre ce qui fait leur féminité et leur bonne mine !

La troisième catégorie de graisses, les intra-abdominales (qui se trouvent derrière les muscles abdominaux) est très sensible aux efforts physiques. La production d'hormones déclenchée par la pratique d'exercices provoque rapidement le déstockage.

Graisses intra-abdominales et syndrome métabolique

Ces graisses intra-abdominales sont devenues célèbres par le biais du syndrome de la bedaine (syndrome métabolique[1]) qui a fait l'objet d'importantes campagnes médiatiques. Voici comment ce syndrome est présenté par l'auteur du livre *Surveillez votre ventre*[2] :

1. Syndrome métabolique : à l'hôpital de la Pitié-Salpêtrière (Paris), le service d'endocrinologie-métabolisme et prévention cardio-vasculaire (chef de service : Pr Éric Bruckert) a récemment mis en place une prise en charge spécifique des patients ayant un syndrome métabolique. Ce parcours comporte trois étapes : un séjour initial de 48 heures pour mettre en place exercices physiques et nutrition adaptée ; une consultation multidisciplinaire pour évaluer le suivi des conseils ; une nouvelle consultation diététique est effectuée six mois après. C'est ensuite au médecin traitant d'organiser le traitement à long terme.

2. Dr Boris Hansel, *Surveillez votre ventre*, Paris, Hachette Pratique, 2007.

« Qu'est-ce donc que ce syndrome ? Vous n'en avez peut-être jamais entendu parler. Il touche pourtant environ un adulte sur six en France. Au centre de ce syndrome : la bedaine, fruit de nombreuses années de négligences dans votre mode de vie. Cette bedaine doit être prise au sérieux car elle peut être responsable de l'apparition de multiples anomalies pouvant rester longtemps silencieuses. Et pourtant, elle est une véritable bombe à retardement qui, si elle n'est pas désamorcée à temps, peut altérer considérablement la qualité de vie. »

Vous l'avez compris : ce syndrome associe un tour de taille exagéré (supérieur à 1 mètre chez l'homme et à 88 cm chez la femme) à de l'hypertension artérielle, du diabète, du cholestérol et un risque accru de maladie cardio-vasculaire. Cette graisse est vraiment dangereuse pour la santé et doit être combattue par une hygiène de vie rigoureuse. L'activité physique est fermement recommandée et permet de voir diminuer, entre autres, les taux sanguins de cholestérol et de sucre. Cette graisse-là n'est donc pas une cible pour l'action mécanique mais elle est sensible aux efforts d'un style de vie alliant nutrition équilibrée et exercice musculaire. En revanche, en accompagnement et pour aider à retrouver une peau de bonne qualité, l'action d'un massage mécanique sera bienvenue. Un thérapeute, conscient du danger de ce syndrome du gros ventre, pourra ainsi servir de relais au médecin traitant tout en évitant que les massages ne fassent oublier les principes d'une bonne hygiène de vie.

Pour savoir si vous risquez de souffrir un jour d'un syndrome métabolique, faites ce petit calcul très simple : divisez votre tour de taille par votre tour de hanches, tous deux exprimés en centimètres. Plus ce rapport se rapproche de 1 (voire dépasse 1) plus cela indique que vous avez de la graisse au niveau de l'abdomen. Cette graisse est néfaste pour la santé. Il est donc important de procéder à un ajustement alimentaire et de pratiquer régulièrement un exercice physique afin d'éviter les risques.

Avez-vous un risque de syndrome métabolique ?

Votre tour de taille (en cm) = A = ...

Votre tour de hanche (en cm) = B = ...

$$\frac{A}{B} = C = \ldots.$$

Plus le chiffre C se rapproche de 1 (voire dépasse 1), plus vous avez de la graisse au niveau de l'abdomen, donc des risques cardio-vasculaires.

Quelles conclusions tirer de ces explications ? Simplement que les graisses insensibles aux efforts physiques doivent être stimulées d'une autre façon, critères de beauté obligent. Une fois stockée, cette graisse est sous clé, avec un code secret pour la libérer, car il n'y a pas de « récepteurs β » réactifs pour déclencher l'élimination. Même si la personne se lance dans une diète et une activité physique intenses.

À la découverte de la cellulite

Les mêmes problèmes se posent avec la cellulite, elle aussi verrouillée à double tour. Elle résiste donc fermement à la restriction alimentaire et à l'exercice physique. En langage scientifique, la cellulite se nomme « lipodystrophie ». La racine *lipo*, que l'on retrouve dans lipides (matières grasses alimentaires), dans liposuccion ou lipolyse, signifie « graisse ». La dystrophie désigne la mauvaise croissance ou la dégénérescence d'un tissu ou d'un organe. La cellulite est donc une transformation délétère de la graisse, qui devient apparente sous forme de peau d'orange lorsqu'un certain niveau de stockage est atteint.

La cellulite touche essentiellement les femmes, et même 98 % d'entre elles. Deux raisons se combinent pour expliquer ce phénomène. D'une part, les hormones féminines ordonnent aux cellules graisseuses situées autour du bassin de stocker une graisse spécifique dans l'optique de futures maternités. D'autre part, cette mise en réserve s'effectue dans l'hypoderme, une zone sous-cutanée à la constitution particulière (voir p. 39).

L'hypoderme féminin comporte de « petites loges », séparées par des cloisons. Ces cloisons sont particulières chez la femme car parallèles les unes aux autres, comme les pièces d'un appartement. Sous l'action de la graisse et de l'eau qui s'accumulent dans ces logettes, les cloisons sont comprimées et la micro-circulation, qui passe dans ces cloisons comme les fils électriques dans un mur, est entravée. De plus, sous l'effet de la pression des cellules graisseuses, elles se déforment. Mais comme ces cloisons sont attachéee au « plafond », le derme, elles tirent sur la surface de la peau pendant que nos adipocytes joufflus poussent vers ce plafond ; car, bien sûr, les logettes ont des limites à leur expansion.

Conséquence : la peau se capitonne comme un matelas et la graisse et l'eau sont totalement enfermées dans cette prison de tissu conjonctif durci, fibrosé. Le sport, les régimes ne peuvent agir contre cette graisse puisqu'elle est « sous clef » ! Vous l'avez sans doute compris : pour libérer la graisse et l'eau emprisonnées entre les cloisons, véritables blocs rigides et imperméables, le sport et le régime ne sont pas adaptés. Pour perdre cette graisse emprisonnée et endormie, une seule solution efficace : s'attaquer aux barrières. Puis, une fois les barrières levées, vous pourrez réveiller les cellules graisseuses endormies !

Voici deux schémas qui illustrent bien les différences entre les structures graisseuses féminines et masculines.

Chez les femmes

Dans les structures graisseuses féminines, l'hypoderme est cloisonné verticalement. Les adipocytes sont sensibles aux hormones. Le derme est plutôt fin mais l'eau peut s'y loger et y être bloquée ; c'est la rétention d'eau. Toute augmentation de volume entre les cloisons de l'hypoderme les comprime ; elles durcissent et se déforment, la peau d'orange apparaît.

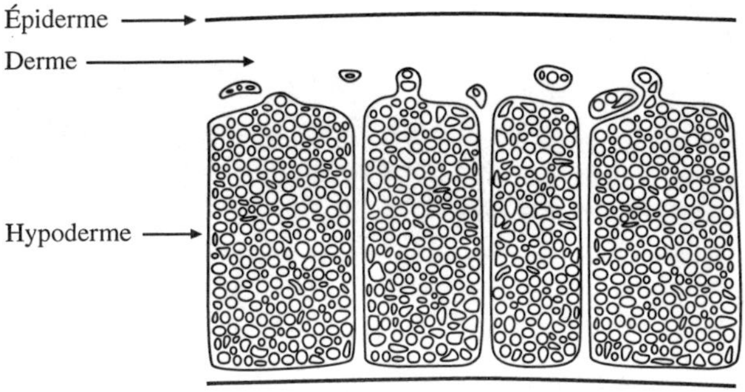

Chez les hommes

Dans les structures graisseuses masculines, l'hypoderme est cloisonné obliquement, en croisillon ; le derme est épais. Aucun message hormonal n'ordonne aux cellules graisseuses de stocker ; l'épaisseur est stable.

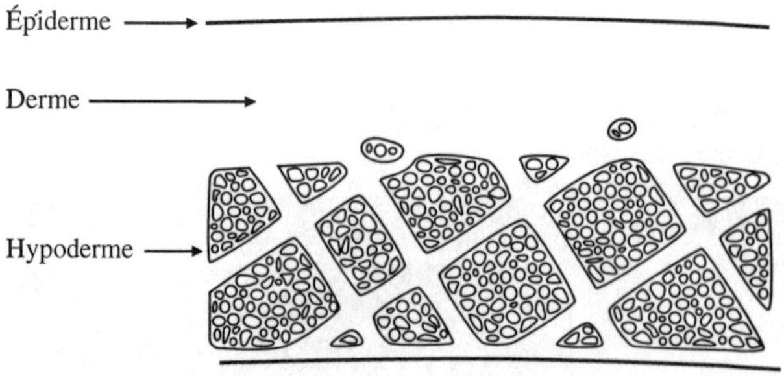

La graisse « R-FAT » du Dr Philippe Blanchemaison

Le Dr Blanchemaison[1], phlébologue de formation, a beaucoup écrit et publié sur la cellulite. Ses recherches lui ont permis de définir une classification très pratique, mondialement utilisée aujourd'hui : le R-FAT[2]. C'est une façon simple de mémoriser et de reconnaître sa propre cellulite :
– **R** pour **R**étention d'eau ;
– **F** pour **F**ibrose ;
– **AT** pour **A**dipose des **T**issus.

En effet, pour le Dr Blanchemaison, la cellulite est faite de l'association de ces 3 acteurs :
– la rétention d'eau qui stagne dans les tissus ;
– la fibrose des cloisons qui barrent la route de l'élimination ;
– la graisse endormie et résistante.

Selon que l'un ou l'autre de ces acteurs domine (et ils sont parfois plusieurs), le traitement est différent. Seulement voilà : quel traitement mettre en place puisque les traitements habituels (régimes et exercices physiques) sont inaudibles pour le tissu graisseux du bas

1. Blanchemaison Ph., Elia D., Hagège J.-C., Lafontan M., Mauriac J., Mimoun S., Môle B., Raison J., *La Cellulite*, Paris, Privat, 1997.

Blanchemaison Ph., « La Cellulite : de la physiopathologie à la classification IFAT », *Act. Vasc. Int.*, 2000, 85, 15-19.

2. *Fat*, en anglais, signifie « graisse ».

du corps ? Pour que cette graisse cloisonnée puisse être déstockée, il faut lui donner un « coup de pouce ». Et celui-ci doit être mécanique et personnalisé.

Ainsi, selon les cas, il faudra doser précisément et adapter les ingrédients de ce cocktail minceur :
– si la rétention d'eau prédomine, il faudra avant tout drainer ;
– si la charge graisseuse prédomine, il faudra commencer par effectuer un pétrissage très profond pour réveiller les cellules endormies ;
– si c'est la fibrose qui est la plus importante, seule une gymnastique assouplissante des parois pourra les rendre plus perméables.

Ce sont autant d'effets que l'on peut obtenir avec le massage mécanique[1].

Les méfaits de l'immobilité et de la sédentarité

Même si les massages mécaniques existent depuis longtemps, seuls des effets sur le drainage de l'eau et sur l'assouplissement des barrages de la cellulite leur étaient attribués avec certitude. Les nouveaux travaux du professeur Lafontan ont permis de démontrer que les massages mécaniques intenses, répétés et profonds,

1. Voir les explications dans le chapitre 9, p. 189.

permettent d'apporter une stimulation mécanique beaucoup plus performante qu'un simple drainage ! Il s'agit d'une véritable stimulation de la graisse, un précieux coup de pouce mécanique dont les résultats sur le métabolisme ont été avérés.

Le temps est venu d'expliquer ce que j'appelle le coup de pouce mécanique. Celui-ci porte un nom beaucoup plus scientifique : la mécanotransduction[1]. Ce phénomène existe à l'état naturel dans notre corps et explique ce qui peut se passer quand on applique une stimulation mécanique à des tissus. À l'état naturel, notre corps est sans cesse le lieu de diverses « mécanotransductions ». Lorsqu'un mouvement se produit (geste, circulation du sang, respiration, etc.), les récepteurs situés à la périphérie des cellules concernées le perçoivent comme un signal. Ce signal est alors transmis à l'intérieur de la cellule par l'intermédiaire de messagers. Ceux-ci, et chacun pour des objectifs bien définis, déclenchent une cascade de réactions biochimiques. Par exemple, chaque fois que nous contractons un muscle ou que nous posons le pied au sol, les cellules de notre squelette en sont informées ; elles sont activées et se mettent au travail : elles captent le calcium circulant pour maintenir nos os solides, grâce à une bonne densité de calcium. De retour de l'espace, où leurs pieds, sans gravité terrestre, n'ont pas eu d'appui, les astronautes souffrent de déminéralisation, l'apesanteur supprimant

1. Duncan R.L., Turner C.H., « Mechanotransduction and the functional response of bone to mechanical strain », *Calcif. Tissue Int.*, 1995 ; 57(5) : 344-58.

cette stimulation naturelle du squelette qui s'affaiblit par manque de mécanotransduction !

Nul besoin cependant d'aller dans l'espace pour souffrir d'un déficit de mécanotransduction. Nombreux sont les tissus de l'organisme qui ont besoin d'être sans cesse en mouvement. Ils vieillissent prématurément lorsque ce mouvement fait défaut. C'est le cas des veines, des muscles, de la peau, des os... pour ne citer que les principaux. Il faut se rendre à l'évidence : notre façon de vivre aujourd'hui propose à notre corps davantage de sédentarité et d'immobilité que de mouvements. Transports en commun ou en voiture, ascenseurs ou escaliers mécaniques, travail assis, piétinement, vêtements trop serrés, surcharge alimentaire, nourriture trop riche... La liste ne s'arrête pas là !

Notre corps est plus souvent emprisonné que libre de toute contrainte. Lorsque la génétique s'en mêle (en particulier pour le corps féminin), l'immobilisme des tissus s'accroît encore : les cellules graisseuses sont naturellement paresseuses, la circulation veineuse se fait au ralenti, le stockage augmente dans des tissus qui se cloisonnent du fait de leur structure... Résultat : des barrières, des blocages, des obstacles ! La mécanotransduction est mise à rude épreuve par notre mode de vie et les conséquences de ces déficits s'affichent peu à peu : rétention d'eau, mauvaises veines, surcharge des tissus, capitons et peau d'orange, graisse localisée... Inesthétiques, ces derniers peuvent se compléter de troubles plus gênants pour la santé : ostéoporose, raideur, fibrose, atrophie, etc.

Bouger, c'est vivre : les lois de la mécanotransduction

Ce qui manque à nos tissus ? Bouger ! C'est ce que vous faites chaque fois que vous marchez, que vous nagez, que vous dansez... Continuez !

Mais pour atteindre vraiment les tissus et leurs cellules en manque de mouvement afin de les réveiller, ce ne sera pas toujours suffisant. Vous devrez leur apporter un coup de pouce supplémentaire, une dose de mouvements spécifiques créant une mécanotransduction artificielle là où la naturelle fait défaut. Ce coup de pouce sera apporté, vous l'avez compris, par des séances de gymnastique spécifique : une gymnastique tissulaire, véritable massage mécanique. Un « mécano-massage » !

Nous savons depuis longtemps qu'il faut bouger pour garder un cœur, des muscles et des articulations en bon état ; les connaissances sur les tissus nous apprennent aujourd'hui qu'il faut aussi se préoccuper de les faire bouger. Mais cela doit se produire à plus petite échelle, à l'échelle cellulaire. Lorsque les mouvements sont perturbés, qu'ils soient grands ou petits, il faut les recréer. Les massages mécaniques s'occupent des plus petits mouvements, à l'échelle des tissus et des cellules, en leur apportant une mécanotransduction provoquée. Comme un médicament mécanique, cette « médicanique » serait capable de relancer la vie dans nos tissus : ceux en surcharge, ceux distendus et ridés, ceux encombrés par la rétention d'eau. Quant aux mouvements plus importants, ceux qui se situent à l'échelle de vos muscles et de vos membres, c'est à vous de vous en charger en augmentant votre exercice physique. Nous y reviendrons…

Reprenons l'exemple de la cellulite : bien que d'origine hormonale et héréditaire, elle s'explique par l'accumulation de toxines et de graisses dans l'hypoderme. Des barrières qui existent naturellement dans le tissu féminin, et qui se durcissent sous l'effet de la compression des cellules graisseuses, stoppent les flux qui, normalement, drainent les tissus. Cela conduit à un véritable cercle vicieux : plus les cloisons se durcissent, plus il est difficile d'éliminer les graisses car les issues sont fermées !

Le massage mécanique est capable à lui seul d'agir contre la cellulite. Mais pour qu'il fasse pleinement effet, il faut toujours agir sur les trois tableaux à la fois :
– le massage, pour assouplir les parois tissulaires, « rouvrir les portes » et réveiller la lipolyse ;
– l'exercice physique, pour améliorer la structure musculaire et favoriser l'élimination des déchets métaboliques ;
– l'alimentation, afin d'équilibrer l'apport nutritionnel et d'éviter le stockage graisseux.

C'est la conjonction de ces trois types de gestes qui vous permettra de venir à bout de vos problèmes et de vraiment « sculpter » votre silhouette. Mais, selon les cas, selon le type de graisse que porte votre corps, selon la localisation de cette surcharge graisseuse, le cocktail sera différent.

Aider le système lymphatique à éliminer l'excès d'eau

Ne croyez pas qu'il faille systématiquement faire des manœuvres de drainage pour que le corps draine ! Le corps fait tout seul son travail de drainage lorsque le système lymphatique est en bonne santé, c'est-à-dire la plupart du temps. Souvent, ce sont des obstacles, des barrières qui perturbent le cheminement du flux lymphatique. Après une séance de massage (et tout particulièrement de massage mécanique), la personne traitée se rend rapidement aux toilettes, preuve que son système lymphatique optimisé a fait son travail naturellement, éliminant facilement eau et toxines en surplus. Si la rétention d'eau représente le facteur dominant dans l'apparition et le volume de la cellulite, l'étape du drainage doit être la première et la plus importante. Pour savoir comment agir, il faut d'abord bien comprendre le travail lymphatique.

Le drainage lymphatique naturel se met en route spontanément à chaque fois que nos tissus se remplissent d'eau : station debout prolongée, voyage en avion, vêtement maintenu serré toute une journée... Ce système équivaut au trop-plein d'une baignoire : la bonde d'élimination de l'eau représente le système veineux, par lequel le corps élimine du sang les déchets de toutes sortes. Pour éviter que la baignoire ne déborde en cas de trop-plein, il existe une sortie en parallèle, située en hauteur. Cette évacuation peut être comparée au système lymphatique, système de dernier recours.

En cas de trop-plein, l'eau qui inonde les tissus entre dans les vaisseaux lymphatiques qui s'ouvrent comme les pétales d'une fleur : la lymphe pénètre dans le vaisseau, les portes se referment et le vaisseau se contracte pour chasser l'eau. Le niveau d'eau dans les tissus baisse alors.

Le drainage lymphatique manuel aide ce système naturellement efficace en redonnant du mouvement à la contraction lymphatique paresseuse. La séance est faite de pressions manuelles très douces sur les pieds, les jambes ou les cuisses, appliquées avec un rythme lent pour aider la progression de l'eau vers l'élimination. Seulement voilà : le problème dépasse parfois une simple paresse du système. Le recours au massage mécanique est alors utile, voire dans certains cas indispensable.

Il arrive que la graisse ou la fibrose du tissu conjonctif barre la route ; c'est le cas pour les jambes en poteaux. Le volume des jambes varie en fonction du liquide qui s'accumule en fin de journée, à cause de la station debout et du piétinement, mais une certaine partie de ce volume ne diminue jamais ! Les chevilles sont épaisses, empâtées, souvent aussi larges que les genoux, eux-mêmes aussi larges que les cuisses, d'où l'aspect de poteaux. Dans ce cas, il faut s'armer d'un outil plus percutant, capable à la fois de lever les barrières et de faire circuler ! Là encore, le massage mécanique sera efficace, car il stimulera les tissus grâce à la mécanotransduction, d'une part pour faire réagir la graisse et déstocker, et d'autre part pour lever les barrières, assouplir et rendre perméable le tissu conjonctif.

Un petit test pour faire le point

Ce chapitre, un peu dense, a sans doute remis en question certaines de vos idées reçues. Pour être sûre que vous avez bien compris la différence entre graisse et eau, je vous propose cette petite « interrogation écrite ». Alors à vos stylos ! Répondez en toute sincérité et vous allez découvrir encore des choses à faire ou à ne pas faire. Lisez attentivement les questions et cochez la proposition qui vous paraît la plus « utile » pour votre silhouette ! Ensuite, vous pourrez lire mes commentaires à propos de vos réponses.

Questions

1 Vous buvez de l'eau

A. Parce que vous avez soif.

B. Parce que cela permet d'éliminer les toxines.

C. Parce que cela aide à éliminer la graisse.

2 Quand vous faites de l'exercice

A. Vous vous habillez normalement en fonction de la saison.

B. Vous vous habillez légèrement car combattre le froid fait travailler votre métabolisme et c'est bon pour perdre du poids.

C. Vous vous habillez de façon à transpirer car éliminer la sueur vous fait perdre du poids.

3 Vous voulez perdre des rondeurs

A. Vous faites un diagnostic pour savoir de quoi sont faites vos rondeurs.

B. Vous faites de l'exercice en ciblant la zone que vous voulez perdre.

C. Vous allez faire directement du drainage pour perdre du volume.

4 Vous prenez du poids sans raison

A. Vous faites un calendrier de ce que vous mangez et vous vous achetez un podomètre pour compter les pas effectués chaque jour.

B. Vous êtes sujette au stress, ce n'est pas de votre faute.

C. Vous faites de la rétention d'eau, comme toutes les femmes de votre famille et vous ne cherchez pas plus loin.

Réponses et commentaires

1 Vous buvez de l'eau

A. Oui c'est bien ! Mais attention : parfois ce n'est pas suffisant car on a tendance à perdre la sensation de soif.

B. C'est parfait ! Comme dit le slogan : « Je bois pour renouveler l'eau de mes cellules. »

C. Non, trois fois non ! Contrairement aux idées reçues, la graisse ne s'élimine pas comme une toxine par les voies lymphatiques, puis rénales et urinaires. Pour éliminer la graisse, une seule solution : la consommer en la brûlant par son métabolisme.

2 Quand vous faites de l'exercice

A. C'est une attitude tout à fait normale.

B. En effet, c'est un petit plus. À condition de ne pas « attraper froid ». Certains nutritionnistes conseillent même de laisser la fenêtre ouverte la nuit pour ne pas avoir trop chaud et, ainsi, faire travailler son métabolisme même en dormant.

C. Faux ! Vous risquez une hyperthermie et l'eau que vous perdez en transpirant, vous devrez la récupérer plus tard, sinon gare à la déshydratation.

3 Vous voulez perdre des rondeurs

A. C'est une initiative judicieuse, car votre volume peut être constitué d'os, de graisse, de muscle ou d'eau, ou encore d'un cocktail de tous ces éléments. Et chaque élément requiert un traitement différent !

B. Voilà une énorme idée reçue : la zone travaillée sera plus ferme et mieux galbée, certes, mais la graisse sera brûlée là où elle est disponible. Il n'y a aucune raison pour que la graisse soit éliminée au niveau de la zone que vous avez fait travailler.

C. C'est rarement suffisant. Le drainage ne fera partir que l'eau en excès, et encore à condition que les barrières (fibreuses) soient levées !

4 Vous prenez du poids sans raison

A. D'abord, il y a toujours une raison à la prise de poids : trop d'entrées, pas assez de sorties. Ensuite, il faut s'interroger sur les raisons de ce déséquilibre : Pourquoi est-ce que je mange trop ? Pourquoi est-ce que je ne bouge pas ?

B. Peut-être… Mais il ne dépend que de vous d'apprendre à mieux gérer votre stress au lieu de manger en réaction à cette tension.
C. Ne mettez pas sur le dos de la rétention d'eau tous vos problèmes de silhouette. Tous les volumes du corps ne sont pas constitués d'eau !

Quelques conseils généraux contre la rétention d'eau

Si la rétention d'eau n'est pas le facteur numéro 1 de nos rondeurs, cette tendance à retenir l'eau dans nos tissus existe bel et bien. Mais vous ne devez pas ranger tous vos maux dans cette case et oublier le reste.

Cependant, si vous avez entendu de la part d'un professionnel ce verdict de la rétention d'eau, voici ce qu'il faut faire :

• Éviter les aliments « éponges », trop salés, trop gras, trop sucrés qui soit captent l'eau et la gardent, soit créent des obstacles à l'élimination. Ils peuvent aussi endommager la qualité des parois des artères et des veines, ce qui entrave le fonctionnement naturel de la circulation sanguine. Parmi ces aliments : sucres industriels blancs et édulcorants, graisses saturées, farine de blé blanche, lait et yaourts, viandes rouges…

• Améliorer sa circulation veineuse et lymphatique naturelle en pratiquant la gymnastique des muscles profonds, ceux qui sont situés près du squelette. Cette gymnastique que son créateur, le docteur Blanchemaison, appelle la *Fast Gym* (ce qui signifie littéralement « Gym raide »)[1], se déroule sur la base de 8 minutes de mouvements par jour. Ces mouvements peuvent être réalisés chez soi, au bureau et, pourquoi pas, combinés aux activités de la vie quotidienne.

• Apporter un coup de pouce mécanique au drainage physiologique et au retour veineux : mouvement dans l'eau, pressothérapie, massage manuel, drainage lymphatique manuel... Ou, mieux encore, drainage mécanique !

1. *8 minutes par jour pour maigrir du bas*, Albin Michel, 2004.

Chapitre 2

N'oubliez pas vos tissus conjonctifs !

Nous allons à présent partir en voyage dans un nouvel univers : celui des tissus conjonctifs. Du plus profond de notre corps jusqu'à sa surface, ces alliés de notre beauté et de notre minceur, trop souvent méprisés, sont un support essentiel de la rééducation de la beauté.

Tout au long des chapitres sur la graisse et la cellulite, je n'ai cessé de vous parler de fibrose, de cloisons, d'adipocytes. Si ces mots sont familiers à certains d'entre vous, ils le sont sans doute moins pour d'autres. Pour vous accoutumer avec toutes ces notions, je vous propose d'aller faire un tour chez… le boucher ! Vous allez y découvrir deux structures sans lesquelles il n'existerait aucune théorie mécanique de la minceur et de la beauté !

L'étonnante étoffe humaine

Sur l'étalage de la boucherie sont présentés divers morceaux de viande. Là, une côte de bœuf. Regardez-la de près. Elle est faite de trois sortes de tissus : le rouge, le muscle, ce que vous allez manger ; le blanc ou jaune, facile à découper et qui va fondre, la graisse ; enfin, ce que l'on appelle couramment le nerf, et qui est en fait le tissu conjonctif. Fibreux, dense, il ne cédera que difficilement sous le couteau.

Chez nous, comme chez les animaux, le tissu conjonctif est blanc nacré, séparant et entourant les muscles. Il tapisse notre peau, supporte et relie les autres tissus ; il véhicule les circulations, les méridiens, les flux de notre corps humain. Il constitue aussi les tendons, les ligaments, le derme, l'hypoderme juste en dessous du derme, les enveloppes des muscles, les fascias et les os ! Sans ce tissu, qui nous donne notre forme et notre aspect, nous ne serions qu'une flaque d'eau.

Le tissu conjonctif est le lien indispensable assurant la cohésion des différents éléments qui constituent ce que nous sommes. Le terme est révélateur de cette fonction, puisqu'il vient du latin *conjugo*, qui signifie « j'unis ». Le tissu conjonctif est une sorte de trame en trois dimensions. Comme l'a écrit Aristote, « la nature a horreur du vide ». En remplissant tous les espaces de notre corps, le tissu conjonctif forme la charpente de soutien des organes.

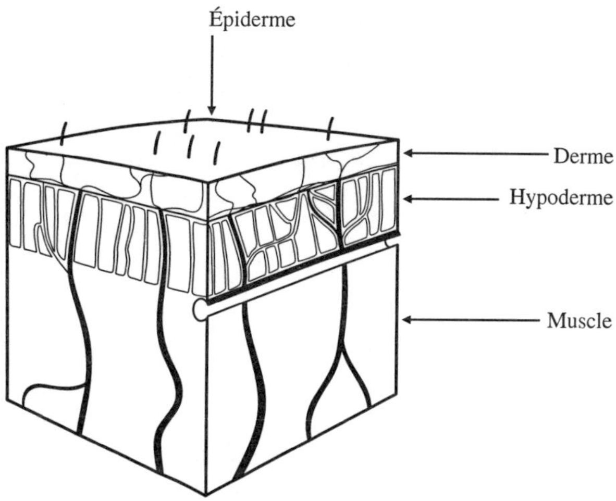

Structure de la peau

Omniprésent, ce tissu conjonctif nous est indispensable. Il est constitué de cellules spécifiques comme les adipocytes (cellules graisseuses situées en majorité dans le tissu conjonctif de l'hypoderme), mais aussi les fibroblastes, qui fabriquent les fibres de collagène et d'élastine. Tout ce petit monde baigne dans une sorte de gel, une matrice gorgée d'eau. Dans cet aquarium géant qui contient une grande partie de l'eau de notre corps, circulent aussi les capillaires, les veinules, les artérioles, les veines et les artères. Le réseau lymphatique y prend sa source pour drainer lymphe et toxines jusqu'aux portes de l'élimination.

Du point de vue du tissu conjonctif nous ne naissons pas égaux. Sans parler des maladies qui peuvent y siéger (comme la sclérodermie), le tissu conjonctif est plus ou moins souple, plus ou moins résistant... Les aléas de la vie y laissent également des traces. L'alimentation trop riche surcharge ce tissu, les accidents ou la chirurgie mettent à mal sa continuité, les toxines le polluent, les tensions le « nouent », les inflammations le congestionnent, la sédentarité le fige, le temps qui passe le plisse ou le distend. Rien ne lui est épargné !

Les problèmes qui découlent de ces multiples agressions se nomment cellulite, tendinites, jambes lourdes, cicatrice douloureuse ou gênante, rides, fibrose, raideur, douleur, et bien d'autres encore. Tous ces petits problèmes de notre quotidien ont un rapport de près ou de loin avec le tissu conjonctif. Point d'orgue : le vieillissement est, avant toute autre chose, affaire de tissu conjonctif. Si vous faites moins que votre âge, c'est sûrement que vous avez un bon tissu conjonctif, solide, résistant et ferme (ou bien entretenu !).

Les nombreux rôles du tissu conjonctif

Qui dit structure mécanique, dit relation avec le mouvement ; et qui dit mécanotransduction, dit pénétration de ce mouvement jusqu'au noyau de la cellule. Le tissu conjonctif possède de nombreuses propriétés mécaniques : l'élasticité, la résistance, la viscosité (comme l'huile), l'extensibilité. Toutes ces propriétés sont liées au mouvement : celui-ci agit sur le tissu, lequel résiste, s'adapte ou réagit. Biomécanique bien réglée, le tissu conjonctif est capable d'assurer dans notre corps de nombreuses fonctions grâce à ses compétences mécaniques.

La peau est extensible : prise de poids, grossesse, elle s'étire puis revient à sa taille initiale si elle est bien élastique. Dans le cas contraire, vergetures et distension témoignent de cette activité. La peau est résistante, dense, ferme mais, à force de mimiques, de grimaces, de tensions, de lutte contre la pesanteur, elle se plisse, s'affaisse, se distend et perd sa résistance et sa densité. Lorsque la peau vieillit, les fibroblastes s'endorment. Lorsqu'elle reste immobile, elle perd sa densité en collagène, en élastine, se vide de sa substance. Dans tous les cas, c'est sa partie « conjonctive » qui est en jeu.

Si les muscles disposent de la souplesse nécessaire au mouvement, c'est grâce à leur enveloppe de tissu conjonctif. Ils deviennent raides quand il est froid, tout comme une articulation se raidit quand elle reste immobile. Mais il suffit d'un mouvement ou d'un réchauffement pour que le gel conjonctif se fluidifie et que la souplesse revienne. Le muscle est à nouveau prêt pour un effort, l'articulation est à nouveau souple. Tout cela se fait grâce à la présence et à la qualité du tissu conjonctif.

Organe de réserve, il accumule la graisse pour protéger l'organisme du froid ou des chocs, et pour mettre en réserve chez la femme l'énergie indispensable à la grossesse puis à l'allaitement. Véritable garde-manger, la cellule graisseuse délivre avec parcimonie cette précieuse énergie, et cette mise en circulation dépend en grande partie des mouvements physiques.

Ainsi, le tissu conjonctif est fait pour le mouvement et le mouvement est le garant des propriétés du tissu conjonctif. Parfois, pourtant, un coup de pouce est nécessaire pour restaurer ces mouvements fondamentaux et relancer aussi bien la lipolyse (sortie de graisse hors de l'adipocyte) que la collagenèse (production de collagène hors du fibroblaste). En ce qui concerne les « grands mouvements », ce coup de pouce vous appartient : il suffit de bouger davantage et d'adopter les bons gestes. En ce qui concerne les « petits mouvements », la stimulation des échanges cellulaires demande une intervention extérieure, la plus efficace étant le massage mécanique. Les moyens existent donc pour lutter contre l'immobilisme conjonctif au sein même des tissus. Profitons-en !

Un capital à préserver pour une beauté durable

Comme dans tout milieu, dans tout écosystème, la notion d'équilibre est importante. La vie normale de l'organisme est le résultat du fonctionnement, harmonieux et coordonné des différents systèmes au service des nombreuses cellules. En hébergeant les liquides vitaux et des cellules capitales, le tissu conjonctif participe pleinement à cet équilibre, que l'on appelle en terme médical « homéostasie ». Cette « homéostasie » est assurée par un ensemble de systèmes régulateurs qui maintiennent la stabilité de la composition physique et chimique de notre milieu intérieur.

Tous nos choix de vie, tous nos comportements, toutes nos attitudes quotidiennes (alimentation, respiration, exercices physiques, contact avec l'environnement, prise de médicaments ou de drogues, émotions, modes de pensée...) auront un effet sur l'équilibre de notre milieu intérieur, donc sur notre tissu conjonctif. Cet écosystème conjonctif mérite de ne pas être pollué et d'être entretenu. Comme il n'est pas forcément facile de se soustraire aux actions néfastes de la pollution, il faut renforcer ce tissu noble, le purifier et le garder en bonne santé en préservant sa mobilité intime !

C'est une chance à saisir : le tissu conjonctif est l'un des rares tissus du corps capable de plasticité et de rajeunissement. Il est flexible et adaptable, il peut se réveiller si on le sollicite de manière dynamique. Par exemple, un fibroblaste endormi peut se remettre en marche grâce à des stimulations mécaniques et reprendre la synthèse de collagène et d'élastine qui était interrompue. On sait aussi que la cellule graisseuse, l'adipocyte, peut se réveiller et se mettre à libérer la graisse si on lui apporte des lipomassages[1]. Le tissu conjonctif peut aussi être étiré, stimulé, renforcé,

---

1. Ces massages font partie des techniques mises au point par la société LPG, créatrice du Cellu M6.

drainé, vascularisé. Un os stimulé reprend de la force et de la solidité. Un tendon rééduqué cicatrise, une cicatrice stimulée s'assouplit.

S'intéresser à son tissu conjonctif, en prendre soin, est un gage de bien-être, de santé, de beauté, de longévité. Il est possible d'activer mécaniquement ses compétences (lipolyse, collagenèse et élastogenèse...). Nous avons aujourd'hui à notre disposition les connaissances et les techniques qui permettent de gérer son corps de façon durable, comme nous devrions le faire pour la planète !

Le tissu conjonctif dans les médecines traditionnelles orientales

L'importance du tissu conjonctif est connue depuis des millénaires. De nombreuses médecines traditionnelles, notamment orientales, se sont intéressées à ce tissu si riche, sans le nommer vraiment. Les méridiens de la médecine chinoise cheminent dans la peau en direction des organes, en passant à travers le tissu conjonctif. Des chercheurs de l'université d'Harvard ont même démontré que les méridiens étaient en fait des épaississements du tissu conjonctif. Les pressions que le thérapeute du Shiatsu applique pour ouvrir les *tsubo*[1] ont pour cible

1. Ce sont des points d'énergie (semblables à ceux de l'acupuncture chinoise) que l'on stimule lors du massage shiatsu.

ce tissu et les muscles environnants. Dans l'Ayurveda indien, la cure de purification *panchakarma* a pour but de libérer le corps des dépôts du métabolisme, des polluants siégeant dans notre milieu intérieur, en fait notre tissu conjonctif. Enfin, la réflexologie établit des cartographies de diagnostic et d'action au sein même du tissu conjonctif, lequel affiche à la surface de la peau le dysfonctionnement des organes profonds.

Ce qui a changé aujourd'hui, c'est qu'il existe des solutions *high-tech* pour apporter des résultats respectueux de l'être humain et de ses tissus ; des solutions plus proches de notre mode de vie et plus en accord avec notre époque qui veut la modernité et l'écologie en même temps.

Quelques règles à suivre pour préserver son tissu conjonctif

Vous pouvez mettre toutes les chances de votre côté pour que ce tissu vous accompagne le plus longtemps possible et reste en bon état. Il suffit pour cela de suivre les quelques règles générales qui suivent.

• *Règle n° 1* : ne succombez pas à la tentation du rapide et du vite fait, invasif, destructeur, mutilant et surtout temporaire (lifting, injection, toxine botulique, liposuccion).

• *Règle n° 2* : activez votre potentiel conjonctif avec des techniques adéquates associant progressivité et efficacité.
• *Règle n° 3* : entretenez-le pour combattre à tout moment les effets destructeurs de l'environnement hostile et du temps qui passe.
• *Règle n° 4* : apprenez à vos enfants un style de vie « conjonctif » afin qu'ils prennent conscience du potentiel qu'ils portent en eux et qu'ils ne le gâchent pas.
• *Règle n° 5* : construisez-vous un environnement sain en évitant les éléments polluants.
• *Règle n° 6* : construisez votre façon d'être en étant responsable de vous-même et de votre environnement.

Se préoccuper de son tissu conjonctif permet de se garantir un avenir corporel plus serein et une beauté plus durable, gage de bien-être !

Le professeur Ladislas Robert, éminent spécialiste du vieillissement des tissus, et en particulier du tissu conjonctif, est l'auteur de cette phrase qui résume le rôle de ce tissu si important : « Le tissu conjonctif unit les cellules en tissu, les tissus en organes, les organes en organisme. » On pourrait ajouter : « Il est la clé de voûte de la beauté, du bien-être et de la santé. »

Le tissu conjonctif et la rééducation de la beauté

Voici, exposée de manière synthétique, la façon dont évolue un tissu conjonctif mal entretenu, et les solutions que peut apporter la méthode de rééducation de la beauté.

• Il était **mince** ⇨ il devient **épais**
Résultat : des surcharges de graisse emprisonnée en son sein !
Exemple : votre tour de taille qui s'épaissit, vos hanches qui s'arrondissent, le tissu conjonctif de vos cuisses qui se marque de la fameuse cellulite.
Rééduquer sa beauté, c'est déstocker en réapprenant aux cellules graisseuses à libérer la graisse et à notre métabolisme à utiliser cette graisse au mieux.

• Il était **perméable** ⇨ il devient **imperméable**
Résultat : une mauvaise élimination !
Exemple : les jambes lourdes qui gonflent, dégonflent puis augmentent de volume en permanence.
Rééduquer sa beauté, c'est libérer les obstacles, les assouplir, leur rendre leur perméabilité pour que les mouvements naturels de la circulation aient lieu sans encombre.

• Il était **extensible** ⇨ il devient **raide**
Résultat : des blocages, des raideurs !
Exemple : les chevilles, les hanches qui, au fil des années, ont de plus en plus de difficultés à se mettre dans des positions extrêmes : s'asseoir sur les talons, s'accroupir, se pencher en avant.
Rééduquer sa beauté, c'est aussi tenir compte de sa posture, de sa souplesse et corriger les mauvaises attitudes qui déforment le corps et les tissus.

• Il était **ferme** ⇨ il devient **flasque**
Résultat : des rides et des plis !
Exemple : votre visage mais aussi vos genoux, votre ventre qui affichent le temps qui passe.
Rééduquer sa beauté, c'est redonner de la densité de collagène à nos tissus par une gymnastique mécanique des fibroblastes, usines de fabrication du collagène et de l'élastine garants de la jeunesse de la peau.

• Il était **élastique** ⇨ il devient **distendu**
Résultat : une peau trop grande !
Exemple : avec les régimes Yo-Yo, la peau souffre comme une enveloppe que l'on vide puis que l'on remplit à nouveau et que l'on vide encore. À ce « régime »-là, l'élastine s'épuise rapidement.
Rééduquer sa beauté, c'est aussi aider sa peau à retrouver sa mémoire élastique.

Chapitre 3

Faites connaissance avec votre corps

Vous avez fait connaissance avec les différents tissus impliqués dans la prise de poids et la surcharge graisseuse (même localisée). L'heure est maintenant venue de faire connaissance avec votre corps.

Pour cela, nous allons de nouveau faire un tour chez le boucher. Vous avez forcément déjà vu ce dessin que l'on trouve dans toutes les boucheries, et qui représente un bœuf sur lequel sont localisés les morceaux de viande : le rumsteck, le filet, la macreuse, l'onglet, l'araignée... Ce type de découpage peut s'appliquer à votre propre corps, et à toutes les silhouettes, qu'elles soient féminines ou masculines.

Découvrez les cibles de la beauté

De nombreux artistes, anatomistes ou chirurgiens plasticiens se sont intéressés très précisément à la morphologie de la silhouette féminine. Certains ouvrages du début du xxe siècle sont une source merveilleuse de croquis montrant et nommant toute la variété des rondeurs féminines, donnant naissance à de véritables cartographies. Même si les critères anthropométriques évoluent, la silhouette d'aujourd'hui, soumise à une alimentation souvent déséquilibrée et à un mode de vie souvent sédentaire, tend à retrouver les rondeurs du début du siècle.

Quand vous connaîtrez les noms de toutes ces zones, que nous appelons les cibles de la beauté, vous pourrez alors nommer celle qui vous empêche de fermer votre jean de l'année dernière ou qui gâche votre ligne sous une jolie robe. Vous pourrez ainsi mettre en place des gestes quotidiens pour vous débarrasser de ce qui vous gêne dans cette zone et, au besoin, demander de l'aide à un spécialiste de la beauté mécanique.

Je vois pointer votre inquiétude concernant certaines « zones de féminité » : n'allez-vous pas perdre votre féminité en perdant vos rondeurs ? N'ayez crainte : si la rééducation de la beauté s'attaque aux rondeurs disgracieuses, elle ne cherche pas pour autant à déféminiser le corps féminin ! Bien au contraire. En réduisant les rondeurs, il est possible de redessiner d'autres formes, plus jeunes, plus jolies. Les techniques de rééducation de la beauté vous aideront à ne pas changer de taille de pantalon, à éviter que votre dos ressemble à une paupiette ficelée lorsque vous mettez votre soutien-gorge, à ne pas voir sous votre jolie robe noire le string marquer vos hanches féminines, ou encore à ne pas abandonner le port de bottes sous prétexte qu'aucun des modèles en vente n'accepte votre tour de mollet. Autrement dit, vous retrouverez le corps que vous espérez, naturellement, sans chirurgie, sans risque pour votre santé, tout en entretenant votre capital santé et en conservant les zones « utiles » !

Mais comme la plupart des femmes ne connaissent pas leur corps aussi bien que le boucher connaît ses pièces de viande, un peu d'anatomie et quelques explications s'avèrent nécessaires pour faire un état des lieux, et comprendre sur quel composant agir et, enfin, sur quelle technique de beauté mécanique il faut compter pour atteindre l'objectif fixé.

Bas et haut du corps : deux combats différents

Que l'on parle de capitons, de cellulite ou de graisse résistant désespérément aux régimes et à l'exercice physique, on aborde des problèmes qui ont des points communs lorsqu'ils se situent dans le bas du corps : une structure hermétique faite de tissu conjonctif, des cellules graisseuses endormies et exclues du métabolisme, auxquelles peut être associée une circulation trop lente dont le parcours est semé d'embûches !

À l'inverse, dans le haut du corps, les graisses sont plus libres et les défauts sont davantage le fait d'un déséquilibre entre les entrées (alimentaires) trop riches et les sorties (exercice physique) trop pauvres. Ajoutez à cela les viscères et la posture de la colonne vertébrale et vous aurez achevé de dessiner le haut du corps.

Mais il convient de considérer le corps dans son ensemble : les muscles situés sous la peau ont aussi leur mot à dire : trop volumineux ou trop fermes, trop minces ou trop mous, souvent tombants, ils sont à prendre en considération dans l'état des lieux, et donc à inclure, obligatoirement, dans le traitement pour un résultat adéquat.

Vous le devinez : adapter un programme de rééducation de la beauté basé sur la mécanique de la zone doit démarrer par ce que l'on appelle un bilan, un diagnostic de beauté mécanique, à la fois global et régional ! Lors de ce bilan, véritable enquête policière, il faudra aller chercher les coupables : os, muscle, viscère, graisse, peau... pour ne pas faire fausse route et risquer de condamner trop vite un coupable qui n'en est pas un !

Les hommes aussi...

Même s'ils n'ont que très rarement de la cellulite, les hommes ont droit à la rééducation de la beauté. Car ils peuvent également être porteurs de graisses localisées, plus emprisonnées et cloisonnées que d'autres. Cela se produit chez eux au niveau de l'estomac, des poignées d'amour ou du double menton, mais aussi parfois au niveau des seins. La graisse qui s'accumule ainsi sur les pectoraux produit un volume très déplaisant pour beaucoup d'hommes appelé gynécomastie.

Dans toutes ces localisations résistantes aux régimes et à l'exercice, la graisse est confinée, comme figée dans un tissu conjonctif qui l'emprisonne. Pourquoi cette graisse siège-t-elle dans la partie haute du corps masculin ? Très certainement parce que cette région du corps contient davantage de cellules graisseuses que leurs cuisses ou leurs fesses où les muscles sont longtemps fermes même sans beaucoup d'exercices !

Cette graisse en excès chez l'homme n'est pas située dans l'hypoderme comme chez la femme, car celui de l'homme n'est pas organisé pour stocker. Sa graisse est plus profonde, étroitement liée au métabolisme, l'homme n'étant pas sensible comme la femme aux messages hormonaux de stockage.

Les hommes d'aujourd'hui n'ayant plus à chasser ni à lutter, leur graisse s'accumule d'abord localement puis s'étend si rien n'est fait pour augmenter les dépenses et limiter le stockage. Heureusement, les massages mécaniques et l'exercice spécifique des cellules graisseuses existent aussi en version masculine. Les résultats sont rapides du fait de la localisation de la graisse dans le haut du corps et en raison du métabolisme qui brûle rapidement ce qui est rendu disponible à l'élimination.

Le renforcement systématique des muscles n'est pas indispensable, la musculature globale des hommes étant souvent suffisante. Quelques exercices de musculation du tronc seront tout de même bénéfiques pour renforcer posture et muscles là où les surcharges se sont installées. Ainsi, une véritable sculpture de la silhouette sera rapidement obtenue tout en protégeant la colonne vertébrale et en prévenant le mal de dos !

20 questions pour faire le point sur votre capital mécanique

Avez-vous déjà regardé votre corps sous l'angle mécanique ? La biomécanique des tissus (peau, graisse, muscle) est indispensable pour notre quotidien ; mais peut-être n'aviez-vous jamais pensé en ces termes. Après ce test, vous n'aurez plus aucune raison de ne pas prendre soin de ce capital, pour une beauté et un bien-être durables. Ces questions vont vous permettre de faire le point sur votre souplesse, votre circulation, vos surcharges... toute votre structure mécanique corporelle.

Une fois cet état des lieux réalisé, faites le calcul de vos points et jugez par vous-même de votre niveau mécanique : vous déciderez alors des actions à entreprendre pour prendre soin de votre capital de manière durable !

Questions générales

1 Vous êtes

A Un homme ❒
B Une femme ❒

2 Votre âge

A Vous faites plus jeune que votre âge. ❒
B On vous donne votre âge. ❒
C Vous faites plus âgé que votre âge. ❒

3 Votre morphologie

A Androïde ❒
B Mixte (les épaules et le bassin ont la même largeur) ❒
C Gynoïde ❒

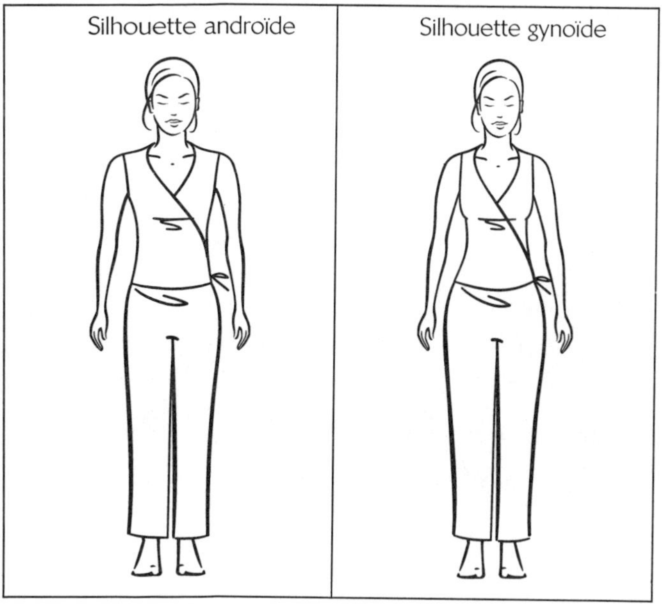

4 Debout, penchez-vous en avant sans plier les genoux

A Vos mains atteignent vos genoux. ❐
B Vos mains sont au niveau de vos chevilles. ❐
C Vous touchez le sol. ❐

5 Vous bougez (marche, escaliers, exercices) chaque jour

A Le moins possible ❐
B Moins d'une demi-heure par jour ❐
C Plus d'une demi-heure par jour ❐

6 Vous pratiquez un exercice physique

A Occasionnellement pendant les vacances ou le week-end. ❐
B Régulièrement mais seulement le week-end. ❐
C Régulièrement durant la semaine et le week-end. ❐

7 Avez-vous pris du poids ces six derniers mois ?

A Oui, plus de 10 kilos ❐
B Oui, plus de 5 kilos ❐
C Votre poids est stable à 2 ou 3 kilos près ❐

8 Calculez votre IMC (indice de masse corporelle), soit votre poids en kilos divisé par votre taille en mètre au carré (voir p. 218).

Le chiffre obtenu est

A Supérieur à 30 ❐
B Entre 25 et 29,9 ❐
C Entre 18,6 et 24,9 ❐

9 Avec un mètre de couturière, mesurez votre tour de taille (à l'endroit le plus marqué), puis votre tour de hanche (au niveau le plus large). Divisez ensuite votre tour de taille par votre tour de hanche. Le chiffre obtenu est :

A Supérieur à 1 ❐
B Égal à 1 ❐
C Inférieur à 1 ❐

10 Votre ventre est plutôt

A Constipé, ballonné ❐
B Volumineux, relâché ❐
C Plat et musclé ❐

11 Regardez vos jambes

A Elles ne sont jamais douloureuses et/ou ne gonflent jamais. ❐
B Elles sont douloureuses et/ou gonflent après une journée (chaude, en avion, piétinement) et les signes ont disparu le lendemain matin. ❐
C Elles sont douloureuses tous les jours, quelles que soient les circonstances, avec congestion et volume, voire des varices. ❐

12 Boire de l'eau, c'est pour vous

A Une contrainte, vous ne buvez pas d'eau entre les repas et quasiment pas durant les repas. ❐
B Une contrainte, vous essayez d'y penser mais vous buvez très peu entre les repas, suffisamment pendant les repas. ❐
C Une habitude, vous buvez facilement 8 grands verres d'eau par jour, sans compter l'eau des repas. ❐

13 Avez-vous des cicatrices qui mesurent plus de 2 cm ?

A 3 ou plus ❐
B 1 ou 2 ❐
C Aucune ❐

14 Regardez votre visage

A Vos rides, lignes et sillons apparaissent lors des mimiques et disparaissent au repos. ❐
B Vos rides, lignes et sillons persistent lorsque votre visage ne bouge pas. ❐
C Vos rides, lignes et sillons persistent lorsque la peau est étirée manuellement. ❐

15 Observez votre peau

A Elle vous paraît relâchée seulement quand vous êtes debout. ❐
B Elle vous paraît manquer de tonus même quand vous êtes allongé(e). ❐
C Elle est ferme et tonique. ❐

16 Fumez-vous ?

A Plus de 5 cigarettes par jour ❐
B Moins de 5 ❐
C Vous ne fumez pas ❐

17 Vos « coups de pouce santé » habituels

A Vous prenez régulièrement des médicaments (somnifères, antalgiques, antidépresseurs). ❐
B Vous évitez toute prise de produits quels qu'ils soient. ❐
C Vous ne commencez jamais une journée sans prendre vos compléments nutritionnels. ❐

18 Votre profession fait que vous êtes

A Souvent assise (bureau, voiture, train, avion). ❐

B Très dynamique, sans cesse en mouvement. ❐

C Souvent debout, à piétiner. ❐

Questions « spécial femmes »

19 F

Votre cellulite

A Elle ne se voit que si vous pincez votre peau. ❐

B Elle se voit quand vous êtes debout et disparaît quand vous êtes allongée. ❐

C Elle se voit quand vous êtes debout et persiste lorsque vous êtes allongée. ❐

20 F

Êtes-vous ménopausée ?

A Oui, depuis plus de 10 ans. ❐

B Oui, depuis peu. ❐

C Non. ❐

Questions « spécial hommes »

19 H

Vos muscles

A Ils sont entretenus, fermes et toniques. ❐

B Ils sont réduits au stade de souvenirs, mais en voie d'amélioration. ❐

C Ils sont inexistants, oubliés depuis longtemps. ❐

20 H

L'andropause

A Oui, vous y êtes. ❐

B Vous ne savez pas ce que c'est. ❐

C Non, vous êtes encore loin de cette étape. ❐

Les résultats

Questions	*A*	*B*	*C*
1	**3**	**1**	
2	**3**	**2**	**1**
3 F	**1**	**3**	**2**
3 H	***3***	***2***	***1***
4	**1**	**2**	**3**
5	**1**	**2**	**3**
6	**1**	**2**	**3**
7	**1**	**2**	**3**
8	**1**	**2**	**3**
9	**1**	**2**	**3**
10	**1**	**1**	**3**

Questions	*A*	*B*	*C*
11	**3**	**2**	**1**
12	**1**	**2**	**3**
13	**1**	**2**	**3**
14	**3**	**2**	**1**
15	**2**	**1**	**3**
16	**1**	**2**	**3**
17	**1**	**2**	**3**
18	**1**	**3**	**1**
19 F	**3**	**2**	**1**
19 H	***3***	***2***	***1***
20 F	**1**	**2**	**3**
20 H	***1***	***2***	***3***

Remplissez la grille ci-dessus en entourant le chiffre qui correspond à votre réponse.

Additionnez les chiffres obtenus et reportez-vous au tableau ci-dessus.

Que vous soyez homme ou femme, plus vous avez de points, plus votre capital est élevé, BRAVO ! Moins vous obtenez de points, plus votre capital est bas, plus vous devez le développer !

20 à 33 : Attention danger

Attention, votre capital est faible ! Il est grand temps de vous préoccuper de la santé de vos tissus. Commencez dès maintenant en appliquant ce qui vous est conseillé tout au long de ce livre.

Très vite, vous sentirez les bénéfices se manifester et votre motivation grandira en même temps que les résultats !

34 à 47 : Réagissez !

Sur quelle pente êtes-vous ? Vous vous laissez aller et vous baissez les bras face au poids des ans qui abîme vos tissus. Il est temps de remonter la pente et de commencer à vous prendre en charge. Faites le point et repartez d'un bon pied ! Il n'est jamais trop tard pour bien faire !

48 à 60 : Bravo, continuez !

Bravo, votre capital est élevé ! Mais attention : le vieillissement ne lui fera aucun cadeau. Continuez ce que vous faites déjà pour vos tissus. Tirez profit des nouvelles informations que vous allez glaner dans ce livre. Vous pourrez ainsi gagner des années et vous sentir encore mieux dans votre peau !

À la découverte de votre peau

Avant d'entrer dans le détail des différentes parties du corps, je vous propose un petit exercice d'apprentissage du massage qui devrait vous familiariser avec vos muscles (contractés ou relâchés), votre peau et tout ce qu'elle contient (graisse, cellulite, eau).

Ce massage, réalisé par vous-même sur vous-même, aura pour objectif de stimuler vos tissus si vous n'avez pas la possibilité de vous rendre chez un professionnel du massage mécanique.

• Installez-vous confortablement sur une chaise ou dans un canapé, les jambes allongées. Vous allez vous entraîner sur l'une de vos cuisses.

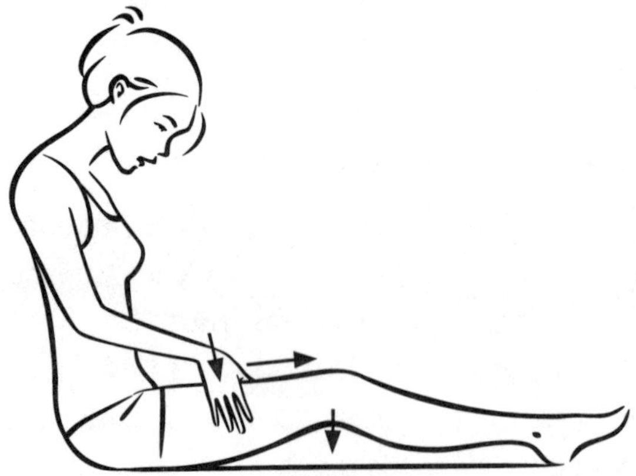

• Avec votre main droite, faites un U entre votre pouce et les autres doigts. Placez ce U à cheval sur la cuisse droite et descendez vers le genou en glissant cette prise. Vos tissus ont une certaine consistance. Maintenant raidissez votre genou en écrasant votre cuisse dans le canapé mais sans y enfoncer le talon, au contraire il peut même se soulever. Vous avez contracté le muscle de la cuisse, le quadriceps. Avec votre prise en forme de U vous sentez que, sous vos doigts, se dissocient une partie dure, le muscle contracté, et une partie molle, la graisse ou la cellulite qui siège au-dessus. Ce premier exercice vous fait prendre conscience de la contraction et de la décontraction d'un muscle, ce qui n'est pas si facile !

Initiation au massage

Passons maintenant au massage. Je vais vous enseigner deux manœuvres : le palper-rouler et le pétrissage.

Le palper-rouler

C'est LA manœuvre de traitement de la cellulite, qui permet d'assouplir les cloisons emprisonnant la graisse. Elle est efficace à deux conditions : 1°) qu'elle ne fasse pas mal – la douleur est l'ennemie de la peau – et 2°) que vous l'appliquiez chaque jour pendant quelques minutes.

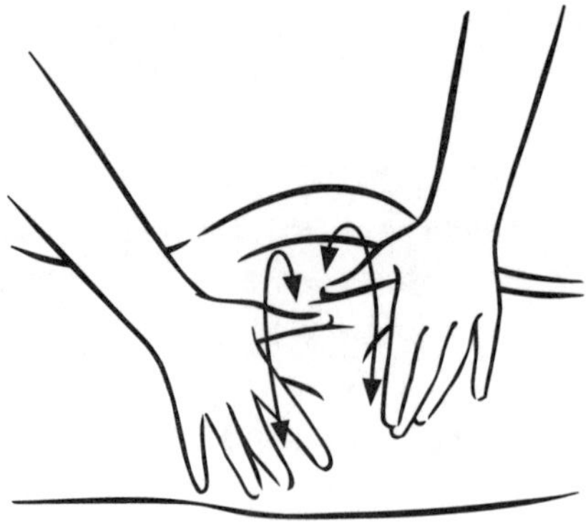

• Prenez une feuille de papier et roulez-la entre vos doigts : voilà le palper-rouler ! Vous pouvez imaginer que sur votre cuisse, vous roulez votre peau entre vos doigts, votre quadriceps étant relaxé puis contracté.

• Est-ce douloureux ? Cela peut être le cas lorsque la cuisse est contractée, en particulier si vous avez de la cellulite. Commencez alors en effectuant ce geste avec douceur, sans pincer, en relâchant votre muscle.

Le Cellu M6 a été inventé pour cette raison : il soulève la peau sans pincer et la stimule sans violence, même avec un muscle contracté pour bien dissocier la cellulite du muscle.

Le pétrissage

C'est la manœuvre qui sert à stimuler la graisse, en particulier là où elle est épaisse.

• Toujours dans la même position, placez vos mains au niveau de votre genou, à l'intérieur, là où très souvent on trouve une zone rebondie assez inesthétique.

• Placez vos deux mains sur cette zone en la saisissant entre le pouce et les autres doigts. Imaginez que vous pétrissez une pâte et effectuez le même geste, mais en faisant attention à ne jamais déclencher de douleur.

• Vous appliquerez cette manœuvre pour assouplir une zone très dure, compacte, froide (genou ou autre) et pour y faire pénétrer un produit cosmétique.

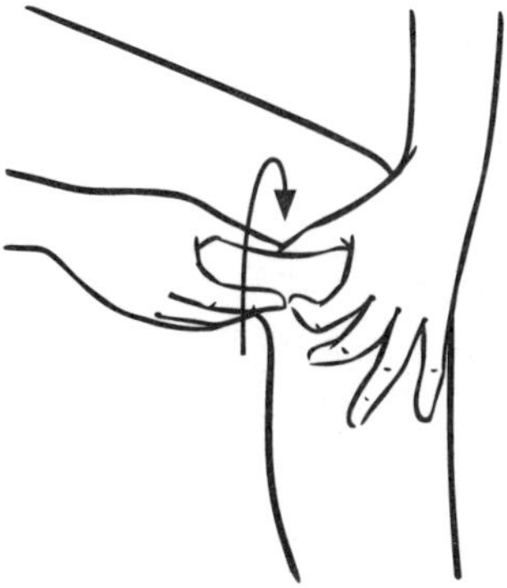

Chapitre 4

Pour sculpter votre buste et vos bras

Un joli dos, c'est la réunion de muscles toniques, d'une peau lisse et d'une jolie posture. Malheureusement, notre dos est souvent la réunion d'un manque de muscle, de trop de graisse ou d'un grand relâchement : peau distendue, muscle affaibli et posture avachie.

A priori, le dos ne constitue pas une plainte « beauté » en matière de graisses, celles-ci étant plutôt axées sur les cuisses, les hanches et les fesses, surtout chez les femmes à la silhouette gynoïde. Jusqu'à ce que la ménopause s'annonce, la plupart des griefs concernent le bas du corps. Mais, à partir de cette période, il en va tout autrement : la « paupiétisation » du soutien-gorge pointe son nez.

Vous allez penser que je suis très orientée « boucherie-charcuterie » ! Soyez rassuré, il n'en est rien. Cette zone s'appelle aussi parfois, de façon plus romantique, « aile d'ange » ou tout simplement « graisse du soutien-gorge ».

Évaluez votre graisse du soutien-gorge

Le soutien-gorge a beau être un élément indispensable de la garde-robe féminine, il n'en présente pas moins quelques inconvénients. Notamment celui-ci : il cisaille la peau de votre dos pendant un nombre d'heures égal à celui que vous passez avec vos vêtements. Si vous vous habillez tous les jours à 7 heures du matin et que vous vous déshabillez à 23 heures, votre peau est bâillonnée, saucissonnée, pendant 16 heures ! Multipliez ce chiffre par le nombre de journées pendant lesquelles vous êtes habillée, et vous aurez une petite idée de l'ampleur de cette contrainte mécanique. Pendant ces milliers d'heures, votre peau ne respire plus, les échanges sont ralentis, la circulation entravée... Conséquence : la graisse s'installe au-dessus et en dessous de cette barrière.

Tant que votre masse graisseuse est raisonnable, la graisse reste invisible. Votre dos peut rester élégant. Mais avec l'âge, le déséquilibre alimentation/exercice physique s'associe au relâchement de la peau et des muscles, et à la mauvaise posture de la colonne. Comme un accordéon, étiré pendant la jeunesse, votre dos se « tasse » et l'instrument fait des plis. On voit donc apparaître un bourrelet de part et d'autre du soutien-gorge qui ceinture une peau devenue épaisse et atone. Vous êtes condamnée à porter un pull noir ample, car toute couleur claire portée près du corps laisse voir des bourrelets du plus vilain effet. S'ajoute à cela le fait qu'à la ménopause les graisses ont tendance à migrer vers le haut du corps. Ce problème touche de très nombreuses femmes ayant dépassé la cinquantaine.

Éliminez la graisse du soutien-gorge

Pour en venir à bout, il faut attaquer plusieurs fronts en même temps : la graisse, la peau et le muscle.

En pratique

• Comme pour d'autres régions du corps qui souffrent à la fois de surcharge et de relâchement cutané, la solution la plus rapide et la plus durable est le lipomassage, qui allie stimulation du déstockage et raffermissement cutané.

• Pour ce massage à profondeur variable, vous serez assise ou allongée sur le ventre, ou encore sur un côté puis sur l'autre. Votre praticien doit vous installer dans la position la plus défavorable pour votre silhouette mais la plus propice pour que les zones de tissus cutanés et sous-cutanés à traiter soient bien saisies entre les rouleaux du Cellu M6.

• Si vous n'avez pas recours au massage mécanique, ou en plus des séances pour améliorer encore les résultats, voici un petit programme physique visant à tonifier certains muscles de votre colonne vertébrale, afin de garder une posture élégante sans devoir faire de gros efforts.

Exercices

Exercice n° 1: pour renforcer les muscles profonds du dos

• Tenez-vous droite en toute circonstance.

• Commencez par vous asseoir sur vos deux fesses, les deux pieds à plat au sol. Votre région lombaire doit être légèrement creusée, votre nuque allongée, regardez loin devant vous et baissez vos épaules.

• Tenez votre ventre dans sa **position neutre** : c'est-à-dire comme le décrit Joseph Pilates : serrez le périnée et rentrez le ventre (le périnée est le muscle qui soutient le plancher pelvien).

• Prenez l'habitude de maintenir cette position lorsque vous êtes assise. Au début, il se peut que vous ayez l'impression d'être fatiguée et d'avoir mal. En fait, vos muscles peu entraînés rechignent à se mettre au travail. Si vous tenez bon 1 minute par-ci par-là dans la journée, vous allez vite prendre de nouvelles habitudes.

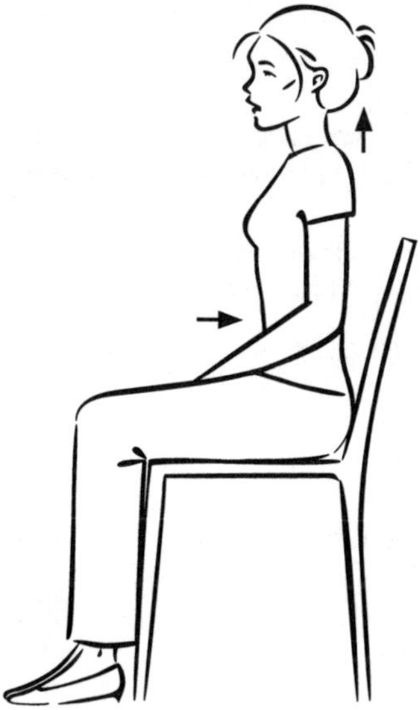

Exercice n° 2 : pour renforcer les muscles des omoplates

• Assise, croisez les doigts de vos deux mains en plaçant vos coudes à la hauteur de vos épaules.

• Les doigts sont bien accrochés les uns aux autres. Essayez maintenant de les séparer en tirant sur vos mains avec les muscles situés entre vos omoplates.

• Tirez en soufflant et en gardant la position neutre (voir précédente figure).

• Inspirez en relâchant votre effort d'écartement mais sans cesser de tirer sur vos mains.

• Répétez l'exercice 5 fois.

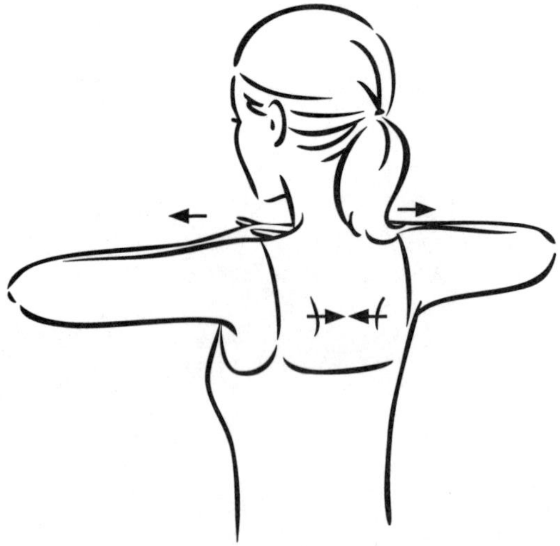

Exercice n° 3 : pour renforcer les muscles profonds des omoplates

• À faire en voiture (à l'arrêt à un feu rouge par exemple) ou dans le métro. Vos mains sont soit posées sur le volant (bras horizontaux), soit accrochées à une barre si vous êtes dans le métro.

• Poussez sur vos mains pendant 6 secondes, tout en soufflant et en rentrant le ventre, périnée serré.

• À faire le plus souvent possible en vous relaxant bien entre chaque exercice.

La beauté des bras : une autre paire de manches !

Souvent négligés, les bras ne représentent pas pour autant un mince problème dans l'esthétique corporelle, car ils possèdent des tissus très exposés. La graisse s'accumule facilement sur les bras du fait du manque d'exercice. Souvent exclue des soins courants (gommages, hydratation...), la peau des bras présente une tendance à une kératinisation granuleuse et à une déshydratation plus importante que sur le reste du corps.

Le relâchement cutané apparaît autour de la quarantaine, voire parfois plus tôt lorsque la peau a été soumise à un amaigrissement important. Ce relâchement est particulièrement visible quand le bras est tenu à l'horizontale. Dans cette position, le dessous du bras ballotte au moindre mouvement. On hésite alors à agiter le bras pour dire au revoir sur un quai de gare en été !

Selon les cas, cette peau flasque peut être fine sans surcharge graisseuse – c'est le cas chez les femmes gynoïdes ou qui ont beaucoup maigri –, ou plus épaisse, comme on peut le voir chez les femmes androïdes ou celles qui approchent de la ménopause.

La graisse du bras est parfois floconneuse, ce qui la fait ressembler à de la cellulite. Il n'en est rien. Cet aspect résulte de l'association entre le relâchement musculo-cutané et la surcharge graisseuse. Comble de malchance, cette graisse déborde souvent sur les côtés du thorax, au-dessus de l'arrondi de la bretelle du soutien-gorge (encore lui !). Est-ce sa faute ? Oui ! D'abord parce qu'à cause de la pression exercée par les matières élastiques, il fait rejaillir le peu de graisse située dans cette région. Ensuite, l'effet est le même que pour la graisse située dans le dos : les bretelles provoquent un blocage des échanges tissulaires qui favorise le stockage graisseux dans cette zone dont les capacités d'élimination sont déjà très faibles.

La musculature des bras est souvent déficiente, faute d'être suffisamment utilisée. Le passage des années ajoute au problème. Normalement, les bras devraient être capables de soulever le poids du corps, les mains suspendues à une barre fixe : quelle femme est capable de cela, hormis les grandes sportives ? Une fois encore, le relâchement musculaire s'ajoute au relâchement cutané et à la graisse. Au fil du temps, les muscles les plus ronds fondent plus vite que les autres. Or, le deltoïde, joli muscle de l'épaule, est particulièrement rond et son volume disparaît rapidement. Lorsqu'on presse la peau de cette zone, on ne sent alors sous les doigts aucun tissu qui soit capable de se contracter. Le muscle est réduit à une « peau de chagrin ».

La rééducation de la beauté a fort à faire pour corriger ces défauts esthétiques. Mais en associant les massages mécaniques avec des exercices musculaires et une gymnastique des fibroblastes, vous pourrez continuer à jouer à la reine d'Angleterre saluant ses sujets dans son carrosse, en manche courtes s'il vous plaît !

Retrouvez des bras musclés et fermes

Une fois encore, la solution la plus efficace associe les massages mécaniques et des exercices ciblés.

En pratique

• Le massage mécanique peut s'attaquer à toutes les zones du bras en débordant vers le thorax et vers l'omoplate. La contraction des muscles pendant le massage mécanique aura pour effets bénéfiques de renforcer la musculature locale tout en dissociant la saisie de la graisse (indispensable) de celle du muscle (inutile). Deux actions en une pour utiliser au mieux le temps de la séance.

• La gymnastique des fibroblastes terminera la séance pour un effet de raffermissement et de lissage de l'aspect irrégulier et flétri de la peau.

• Si vous n'avez pas recours au massage mécanique, ou en plus des séances pour améliorer encore les résultats, voici un petit programme physique visant à tonifier vos bras afin de leur rendre l'élégance qu'ils ont perdue. Ces exercices sont très simples à effectuer, et peuvent ponctuer différents moments de votre vie quotidienne : au volant, au bureau, au supermarché…

Exercices

Exercice n° 1 : pour renforcer les muscles pectoraux

• Assise, pressez vos paumes l'une contre l'autre pendant 5 secondes en plaçant vos coudes à la hauteur de vos épaules.

• Appuyez fortement sur vos mains en soufflant et en gardant la position neutre (voir p. 88).

• Inspirez en relâchant votre effort d'écartement.

• Répétez l'exercice 5 fois.

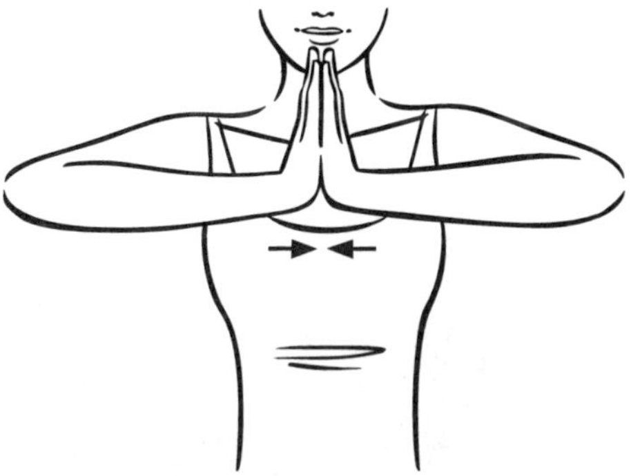

Exercice n° 2 : pour renforcer les muscles des bras et du dos

• Au bureau, essayez de vous soulever de votre siège !

• Assise, décollez vos pieds du sol, mettez vos mains sur la chaise de chaque côté de vos fesses, et efforcez-vous d'abord de soulager le poids de vos fesses en expirant.

• Puis, toujours en expirant, essayez de soulever vos fesses de la chaise.

• Faites-le 1 fois par demi-journée puis 2, puis 3, puis 5 fois quand cela devient facile.

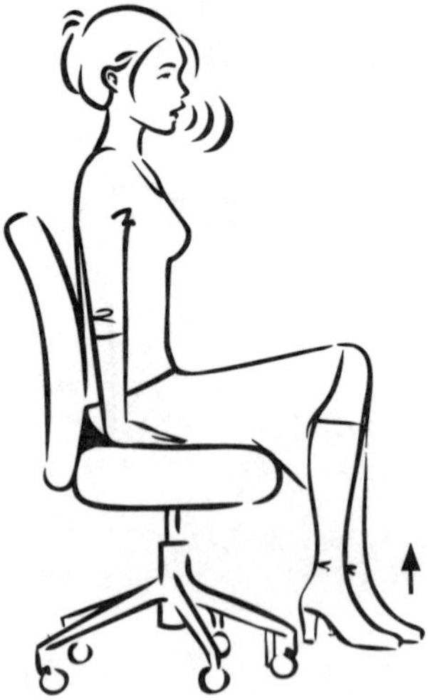

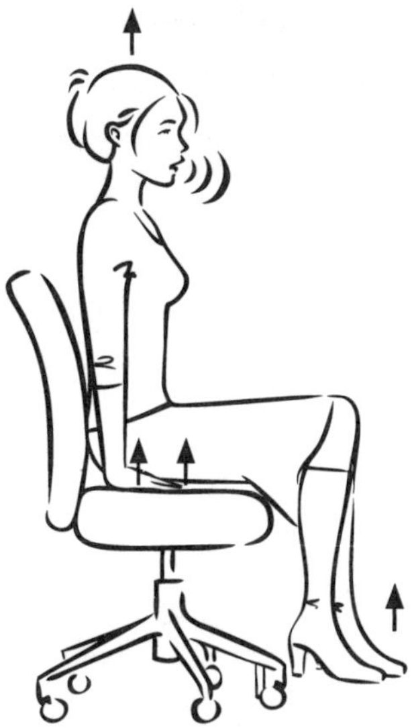

Exercice n° 3 : pour renforcer les biceps

• Quand vous revenez du supermarché, encombrée de lourds sacs de « courses », ne perdez pas votre temps à les porter sans rien faire : imitez plutôt les *body builders.*

• Faites, avec les sacs au bout des doigts, quelques flexions de coude (au moins 5) le plus lentement possible.

• Vous pouvez faire cela en chargeant ou en déchargeant le coffre de votre voiture. Ce sera autant de temps gagné pour vos muscles et... pour votre emploi du temps !

Exercice n° 4 : pour renforcer les muscles de l'intérieur des bras

• Assise sur une chaise, avancez-vous jusqu'au bord. Tenez-vous bien droite.

• Placez vos bras en arrière de façon à ce que vos mains encadrent le dossier, puis tout en soufflant et en restant bien droite, appuyez sur le dossier.

• Maintenez 5 secondes et répétez 5 fois, matin et soir.

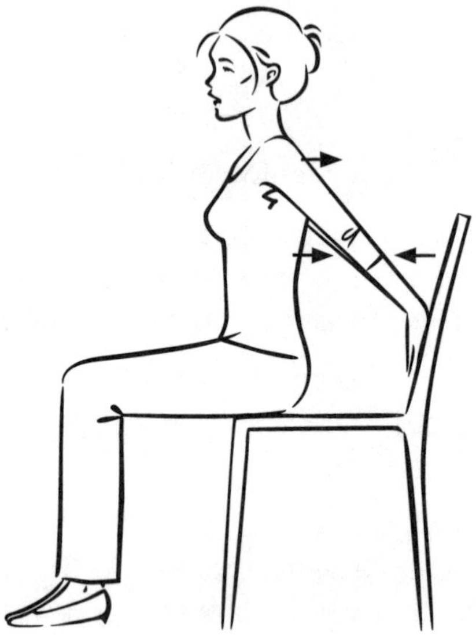

Chapitre 5

Pour sculpter votre taille et votre ventre

La plupart des femmes rêvent d'avoir un ventre plat. Hélas, ce dernier est souvent trop volumineux. Ce « volume » peut avoir plusieurs origines. Il peut être dû à une accumulation de graisse en profondeur, autour des organes, ou en surface, sous la peau. Cette graisse peut se situer dans la partie haute de l'abdomen (au-dessus du nombril) ou dans sa partie basse (sous le nombril). L'aspect volumineux peut être dû à l'activité intestinale, à une mauvaise posture de la colonne vertébrale, à un relâchement de la musculature abdominale...

C'est pourquoi, avant toute chose, il faut faire le point sur l'état de votre ventre et sur l'origine du gonflement qui vous préoccupe.

Évaluez l'état de votre ventre

Voici le test à réaliser pour commencer à comprendre votre ventre :

• Asseyez-vous au bord d'un siège sans que votre dos ne touche le dossier, les pieds bien à plat au sol. La position assise fait ressortir votre défaut, le volume de votre ventre !

• Votre dos est droit mais vous remarquez que si vous vous tassez un peu, le volume du ventre est plus important encore.

• Maintenant, inclinez votre dos vers l'arrière en le gardant bien plat. Ce sont vos fesses qui roulent sur le siège.

• Faites comme si vous vouliez que vos omoplates effleurent le dossier de la chaise mais arrêtez-vous juste avant de le toucher. Vos abdominaux sont automatiquement contractés.

• Essayez maintenant de saisir le pli de peau – osons le mot, le « bourrelet » – qui se trouve soit sous le nombril soit au-dessus (soit les deux). Enfoncez vos doigts jusqu'au muscle durci !

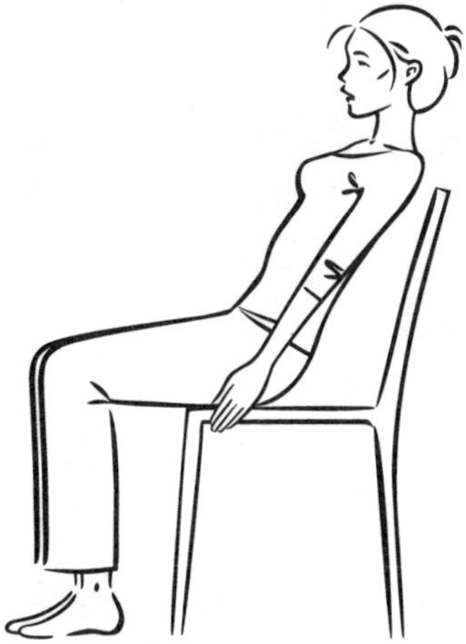

Position permettant de réaliser le test

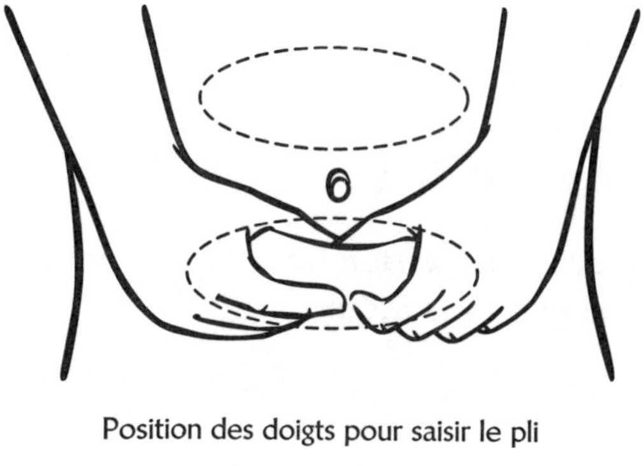

Position des doigts pour saisir le pli

Voici maintenant la manière d'interpréter les résultats de ce test :

Vous êtes parvenu à saisir entre vos doigts un bourrelet plus ou moins épais.

Vous avez un excès de graisse qui, dans cette zone, résulte toujours d'un apport alimentaire trop important par rapport à vos dépenses énergétiques.

• Ce bourrelet peut avoir différentes localisations : au-dessous du nombril chez les gynoïdes (c'est le « bedon ») ; au-dessus du nombril chez les androïdes (c'est « l'estomac ») ; au-dessous et au-dessus pour les femmes dites équilibrées ou mixtes.

• Tout en vous redressant, gardez le bourrelet entre les mains et amusez-vous à le suivre. Vous constaterez que votre ventre continue vers l'arrière. C'est ce qu'on appelle la ceinture, souvent empâtée jusqu'à la colonne vertébrale. Cette topographie des surcharges graisseuses ventrales est à prendre en considération pour établir un plan d'attaque. Car il ne sert pas à grand-chose de traiter le ventre si l'on ne prend pas en compte l'ensemble de la ceinture.

Vous avez du mal à saisir un bourrelet, ou même un simple pli entre vos doigts.

Et pourtant votre ventre est toujours volumineux. C'est probablement que la graisse qu'il contient est située en profondeur, autour des organes, sous les muscles abdominaux.

• La posture du test contracte vos muscles abdominaux, ce qui repousse votre graisse vers l'intérieur de la cavité abdominale.

• Rappelez-vous : ce type de graisse, très dangereux pour la santé, est sensible aux régimes et à l'exercice. Vous pouvez vous en défaire en modifiant vos habitudes alimentaires, en diminuant vos apports et en augmentant vos dépenses grâce à un peu d'exercice physique (marche, aquagym...).

Vous n'avez pas réussi à saisir de bourrelet, votre ventre est pourtant volumineux et dur.

Mais son volume fluctue selon les moments de la journée ou les périodes du mois. Dans le premier cas, votre problème est probablement lié à des désordres du transit intestinal, alors que, dans le second, il s'agit plutôt de troubles liés au cycle menstruel.

• Dans un cas comme dans l'autre, l'inconfort que vous ressentez n'est qu'un symptôme d'un problème plus profond. N'hésitez pas à consulter un spécialiste (gastro-entérologue ou gynécologue) qui saura établir un diagnostic précis.

• Dans tous les cas, l'association d'une meilleure hygiène de vie et de quelques séances de massage mécanique pourra renforcer l'efficacité des éventuels traitements. Quelques exercices de renforcement musculaire peuvent aussi s'avérer utiles.

• S'ajoute parfois à cela la présence sur l'abdomen d'une cicatrice laissée par une intervention chirurgicale (césarienne, appendicectomie...). Qu'elle soit verticale ou horizontale, étendue ou discrète, toute cicatrice constitue un barrage qui bloque les échanges cellulaires et énergétiques dans la région. Et cela favorise les surcharges. Dans ce cas, le massage mécanique est très efficace. Une fois les barrières cicatricielles levées, les exercices et les corrections alimentaires pourront recommencer à faire leur effet.

Pensez toujours à votre périnée !

Avant de parler du ventre lui-même, il est nécessaire d'évoquer un élément important pour sa beauté : le périnée !

Pour comprendre les muscles en question, il faut imaginer le ventre comme une boîte avec, en haut le diaphragme, en avant les abdominaux et, en arrière, la colonne et les muscles lombaires.

Dans cette boîte, siègent les viscères. En bas, là où se situent le vagin et l'anus, il existe des muscles formant une sorte de plancher qui ferme cette boîte : c'est le plancher pelvien.

Ce plancher pelvien, ou périnée, doit être assez solide pour assurer le maintien du ventre tout en évitant les fuites urinaires lors d'un effort. Vous l'aurez compris, le périnée est une pièce indispensable pour fermer cette boîte et pour que le ventre soit plat. Si vous rentrez

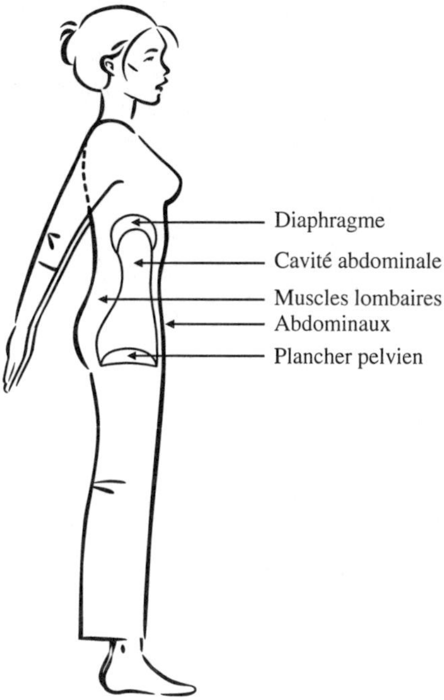

La cavité abdominale

le ventre sans fermer le périnée, votre ventre sera bombé sous le nombril et vous malmènerez cette zone fragile et très sollicitée (poids, grossesse, constipation…).

Que ce soit pour un programme de rééducation de la beauté du ventre ou de gymnastique Pilates (la meilleure gym qui soit pour le ventre), il est indispensable d'apprendre à ressentir son périnée, à évaluer son état et à le contrôler[1].

---

1. Dr Bernadette de Gasquet, *Abdominaux arrêtez le massacre !*, Bruxelles, Marabout, 2009.

Tous les exercices de ce livre sont à réaliser périnée contracté et en soufflant !

Pour éliminer la graisse accessible

Cette graisse de surface fait partie de celles qui réagissent assez bien au rééquilibrage alimentaire et à l'exercice physique. Le massage mécanique sera utile, mais seulement en complément de ces deux axes principaux. La graisse qui entoure la ceinture et alourdit les flancs a parfois un aspect floconneux qui évoque l'aspect de la cellulite, mais ce n'en est pas. Il s'agit seulement de graisse lâche, distendue, qui manque de fermeté. L'action visée associe donc à la fois déstockage et raffermissement.

En pratique

• Avant tout, vous devez déclencher la lipolyse (libération des graisses) en adaptant votre alimentation à vos besoins réels. Équilibrez globalement le contenu de vos repas en privilégiant les protéines légères (poisson, volailles...) et les végétaux frais (fruits et surtout légumes). Par-dessus tout, diminuez vos rations de manière à vous ajuster sur vos dépenses énergétiques réelles (voir les conseils généraux, p. 177).

• Parallèlement, augmentez c
en faisant un peu plus d'exe
après une séance de lipomas
montez les escaliers à pied…
pratiquez une activité physique
semaine (voir les conseils génér

• En association avec ces pre
sables, vous pouvez avoir recou
nique qui accélérera la lipolyse da … zones atteintes par la surcharge graisseuse : ventre, et surtout ceinture de la taille.

Le massage mécanique peut, dans ce type de cas, avoir un effet supplémentaire : il réveille les fibroblastes, ce qui permet de raffermir la peau et d'éviter, voire de combattre, le relâchement cutané.

Pour que le massage soit pleinement efficace, votre praticien appliquera le lipomassage tout autour de votre taille, jusque dans votre dos. Lorsqu'il traitera le pli graisseux du ventre lui-même, il vous demandera de contracter vos muscles abdominaux afin de mieux saisir la graisse entre les rouleaux.

• Pour compléter ce programme, pratiquez régulièrement les exercices que je vous propose un peu plus loin (p. 109). Ils vous aideront à donner un socle solide à votre peau en stimulant votre musculature abdominale.

iner graisse profonde

Si votre graisse est profonde et entoure vos viscères, vous devez consulter un endocrinologue ou un nutritionniste pour vous en débarrasser : cette graisse est potentiellement dangereuse pour votre métabolisme et votre santé. En parallèle avec ce que vous aura conseillé ce médecin en matière d'alimentation (éventuellement associée à des traitements, en fonction de votre état de santé global), vous pouvez pratiquer des gestes quotidiens qui amélioreront vos résultats.

En pratique

• Avant tout, inscrivez-vous à un cours d'aquagym. Déchargés d'une partie de la pesanteur, vos muscles travailleront d'autant mieux dans l'eau chaude. Le fait d'être dans l'eau forcera votre métabolisme à travailler pour maintenir la température du corps à 37 °C. On dit que 45 minutes d'aquagym sont équivalentes à 1 h 30 d'exercices à sec ! Si vous êtes assidue, vous verrez vite les résultats (voir les conseils généraux, p. 175).

• En parallèle, vous pourrez avoir recours au lipomassage pour raffermir votre peau afin que, le volume de votre ventre diminuant grâce à vos efforts, vous ne vous retrouviez pas avec une peau flétrie.

• Pour compléter ce programme, pratiquez régulièrement les exercices que je vous propose dans les pages qui suivent. Ils vous aideront à retrouver un joli tour de taille.

Des exercices pour raffermir le ventre

Lorsque je vous dis « exercice raffermissant », vous pensez probablement pensum, inconfort, douleurs dorsales, efforts pénibles... Ce sont les sensations que procurent les battements de jambes et les cercles en tout genre que l'on propose généralement lorsqu'il s'agit de renforcer les muscles abdominaux.

Les exercices qui suivent sont d'un tout autre genre. Il suffit que vous leur consacriez deux ou trois minutes toutes les deux ou trois heures pour que l'exercice devienne un automatisme bien intégré. Vous l'effectuerez alors sans même y penser et votre ventre sera rapidement plus plat et plus ferme.

En pratique

• Que vous soyez assise ou debout, rentrez votre ventre aussi souvent que possible en étirant votre buste vers le haut. Il n'est pas question de bloquer votre respiration, mais simplement de penser à décoller la peau de votre ventre de la ceinture de votre jupe ou de votre pantalon.

• Tenez cet effort 5 à 8 secondes, puis relâchez, recommencez pendant le temps dont vous disposez (au minimum 2 minutes, dans l'idéal 5 minutes). Pour être sûre d'agir sur votre ventre et de le rendre plat, n'oubliez pas de serrer votre périnée.

• Lorsque vous devez rester longtemps en position assise, profitez-en pour reproduire la posture qui sert à la réalisation du test (voir p. 101), sans chercher à attraper votre pli graisseux. C'est la posture elle-même qui est intéressante car elle renforce votre musculature, à condition que votre dos reste bien plat (sans arrondir ni creuser les lombaires) lorsque vous vous penchez en arrière.

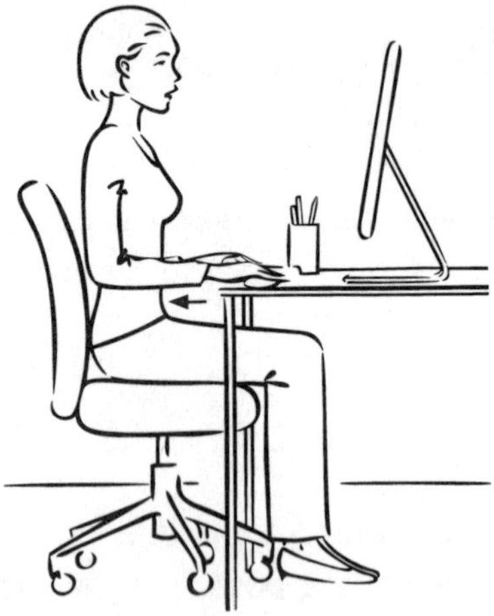

• Enfin, dès que vous marchez, cherchez à vous grandir comme si vous portiez un plateau sur la tête. Attention : il ne doit pas tomber !

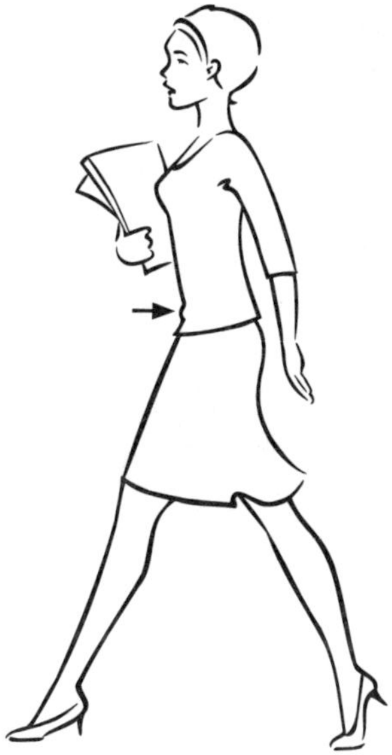

Pour éviter les ballonnements

Si vous n'avez ni graisse profonde ni graisse accessible, c'est que votre ventre trop volumineux souffre d'autres maux. Le plus important est très largement répandu : c'est le ballonnement intestinal. Si la rééducation alimentaire est essentielle pour déclencher la lipolyse et éviter le stockage graisseux, elle l'est tout autant pour harmoniser et équilibrer notre fonctionnement intestinal. L'alimentation est, une fois encore, au cœur du problème. Hippocrate, le père de la médecine moderne, disait d'elle : « Qu'elle soit votre premier médicament. »

En pratique

• Évitez de manger, au cours du même repas, des légumes verts et des céréales ou des pommes de terre. Les légumes verts ont un transit digestif rapide et contiennent de la cellulose qui emprisonne dans une sorte de filet les grains d'amidon contenus dans les céréales. L'amidon ainsi entraîné jusqu'à l'intestin ne passe pas par la case digestion et provoque des ballonnements, des douleurs et parfois même de la diarrhée.

• Évitez les boissons gazeuses ainsi que les levures chimiques présentes dans le pain blanc ou les viennoiseries. Préférez le pain semi-complet au levain.

• Surveillez votre position durant le repas : bien calée sur votre chaise, les deux pieds à plat au sol, le dos droit, les jambes décroisées. Vous éviterez ainsi d'avoir une position asymétrique, l'estomac coincé entre vos intestins et vos poumons, ce qui est peu propice à un bon transit digestif.

• Mâchez lentement et correctement vos aliments. Pensez à poser vos couverts pendant que vous mâchez. Ainsi vous ne serez pas tentée d'enfourner une nouvelle bouchée tant que ce que vous avez dans la bouche n'aura pas été correctement préparé pour la digestion.

• Vous pouvez demander à votre pharmacien de vous conseiller des compléments alimentaires à base de probiotiques, qui facilitent le travail de l'intestin, associés à des enzymes antiballonnements.

• Les massages mécaniques ont aussi un rôle à jouer, car ils contribuent à rétablir un bon fonctionnement intestinal (voir p. 214).

• Enfin, vous pouvez appliquer sur votre ventre un massage manuel d'un type particulier, décrit par Louis Grossi en 1952. Ce « massage de Grossi » a pour objectif de relancer digestion et transit. Lorsque vous le faites, vous devez entendre « gargouiller » votre ventre, preuve que la vésicule biliaire se remet au travail. Le reste suivra !

Allongez-vous confortablement, le dos reposant sur des coussins ou des oreillers.

Avec la pulpe de l'index de votre main droite, dessinez sur la peau de votre ventre les traits ci-dessous :
– un trait vertical allant du plexus solaire vers le nombril ;
– un trait oblique démarrant en dessous du sein gauche vers l'ombilic ;
– un trait transversal formant le dessin d'une bouche en dessous du nombril, de gauche à droite ;

– 2 traits symétriques et obliques longeant les os du bassin.

Ce massage ne vous prendra que quelques minutes, et vous sentirez rapidement des bruits, des gargouillements et un allégement instantané de votre ventre.

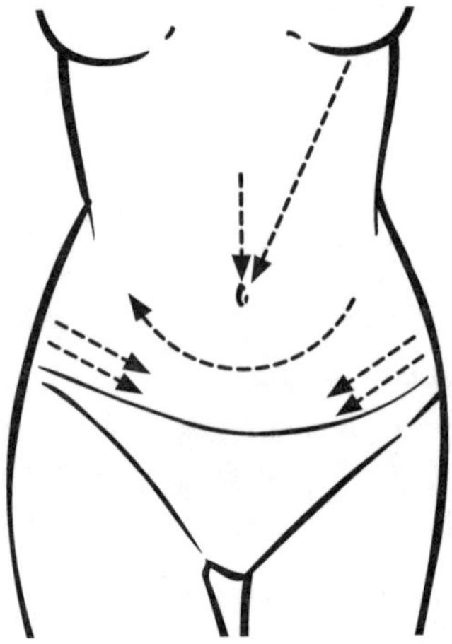

Massage de Grossi

• Si tout cela ne s'avère pas suffisant, consultez un gastro-entérologue ou un gynécologue, selon que les variations de votre volume abdominal et de vos sensations de malaise sont plutôt quotidiennes ou mensuelles. Et n'oubliez pas que les médecines fonctionnelles ou alternatives sont là aussi pour vous aider à réguler le fonctionnement de vos organes internes, notamment digestifs et reproducteurs. L'ostéopathie, par exemple, permet de rétablir les mouvements naturels des viscères.

Ventre et posture lombaire : un cas particulier

Peut-être que le test proposé au début de ce chapitre ne vous convient pas, car vous n'entrez dans aucune des catégories décrites. C'est que vous devez participer à la dernière enquête policière : il faut explorer maintenant le rôle de la colonne lombaire dans la beauté du ventre !

Il n'est pas rare qu'une mauvaise position de la colonne vertébrale (trop cambrée ou trop arrondie) aggrave l'impression de ventre « trop rond » et augmente la congestion localisée qui provoque stockage et sensations désagréables. Une position assise prolongée dans la journée peut finir par provoquer un relâchement de la musculature abdominale, ce qui a une incidence immédiate sur la forme du ventre.

Je vous propose donc de faire ce petit test supplémentaire :

• Déshabillez-vous puis mettez-vous de profil devant votre miroir, dans votre posture habituelle. Ne cherchez surtout pas à la corriger pour l'instant.

• Posez un petit coussin sur votre tête et grandissez-vous en essayant de ne pas le faire tomber.

• Maintenant, regardez votre profil dans le miroir : dans cette posture corrigée, il est probablement plus tonique, plus tenu, et votre silhouette s'en trouve améliorée.

Dans ce cas, votre ventre n'est pas le lieu d'une vraie surcharge. C'est simplement votre mauvaise posture qui lui donne un volume qu'il n'a pas. Dans la journée, le plus souvent possible, refaites cet exercice en imaginant un coussin virtuel sur votre tête. Peu à peu, votre ventre saura se tenir et vos muscles seront renforcés !

Un petit exercice supplémentaire, valable pour tous…

À cause de ces innombrables interactions entre l'enveloppe du ventre (peau, tissus conjonctifs, muscles) et tout ce qu'il renferme (organes de la digestion et de la reproduction), les problèmes de ventre devront toujours être abordés sur plusieurs fronts en même temps. C'est ce que propose la rééducation de la beauté. Pour compléter ces programmes ciblés, voici un petit exercice valable pour tous, dans toutes les situations.

• Couché sur le dos, dans votre lit, repliez vos jambes de façon à ce que la plante de vos pieds soit bien à plat.

• Levez les fesses très légèrement et, avec vos deux mains réunies, doigts croisés, appuyez doucement juste au-dessus de votre pubis.

• Faites comme si vous vouliez ramener vers votre nombril ce que vous avez dans vos mains : vos intestins, vos ovaires et votre utérus.

• Relâchez cette masse puis recommencez. Vous imprimez ainsi une vague profonde à votre ventre et à tout ce qui flotte à l'intérieur.

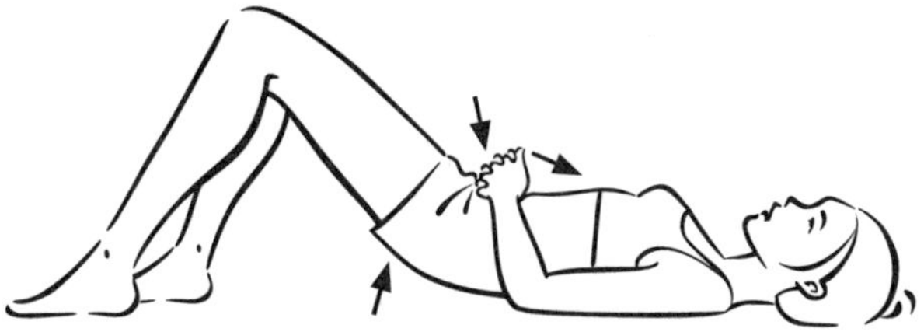

Pour assouplir le ventre

• Le but de cet exercice est d'impulser du mouvement dans des viscères qui n'en ont pas beaucoup. Au fur et à mesure de vos essais, vous sentirez que votre ventre s'assouplit. Ne bloquez surtout pas votre respiration. Au contraire, relâchez-vous, soufflez, poussez de grands soupirs. La liberté du ventre et sa souplesse viennent aussi d'une respiration plus ample.

Chapitre 6

Pour sculpter vos hanches et vos fesses

Nous abordons à présent le problème le plus aigu de la silhouette féminine : la culotte de cheval ! Comme si ce nom ne suffisait pas à nous démoraliser, il nous faut accepter qu'elle puisse être vraie ou fausse. C'est une question capitale et qui change totalement les données du problème.

Le bassin féminin doit être suffisamment large pour recevoir un éventuel bébé « en construction ». C'est un fait. Mais, parfois, il prend un peu trop ses aises et sa largeur dépasse les limites du raisonnable. Cela peut se produire dès le plus jeune âge. Le bassin représente alors comme une « marque de fabrique » familiale, un trait commun entre toutes les femmes de la lignée. Rompant la courbe du corps, cette largeur de bassin vous oblige à prévoir une différence d'une, voire deux tailles de vêtement entre le haut et le bas. Dans d'autres cas, c'est au cours de l'âge adulte, et en particulier après des grossesses, que le « bassin » s'élargit désespérément.

Heureusement, il est toujours possible d'agir…

Évaluez l'état de vos hanches et de votre culotte de cheval

Arrêtons-nous quelques instants sur ces bassins larges que l'on rencontre chez les femmes ayant une silhouette gynoïde. On les réunit en général sous la bannière unique de « culotte de cheval » alors même que toutes ne se ressemblent pas.

Le premier test consiste à se poser la question suivante. De quoi est faite cette culotte de cheval ? Os, graisse ou les deux ?

De ces différences naissent les vraies et les fausses culottes de cheval. On parle de « fausse culotte de cheval » lorsque la largeur du bassin est due à la conformation du squelette. Elle fait alors partie d'un héritage génétique contre lequel aucun traitement, aucune chirurgie ne peuvent lutter. La largeur de votre bassin est supérieure à celle de vos épaules, et lorsque vous pointez chacun de vos majeurs sur le point culminant de votre bassin vous rencontrez un contact très dur : de l'os ! Vous devez alors accepter de conserver cette forme, car rien au monde ne peut vous l'enlever.

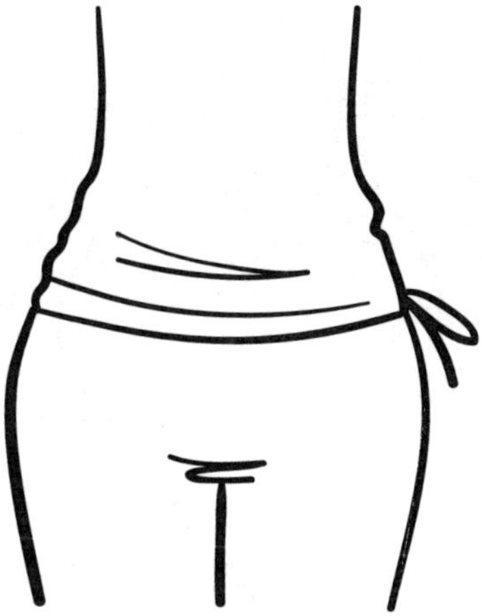

Le bassin gynoïde

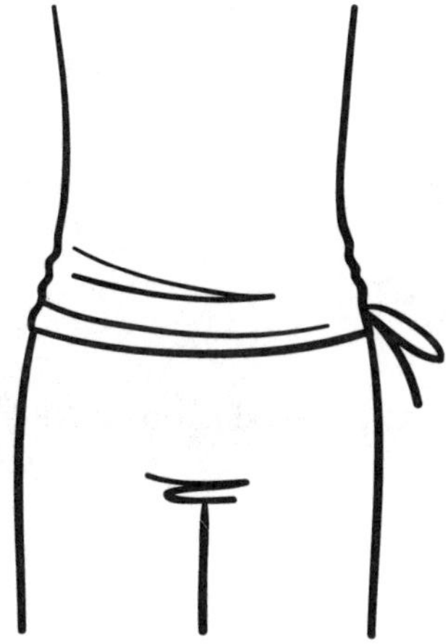

Le bassin androïde

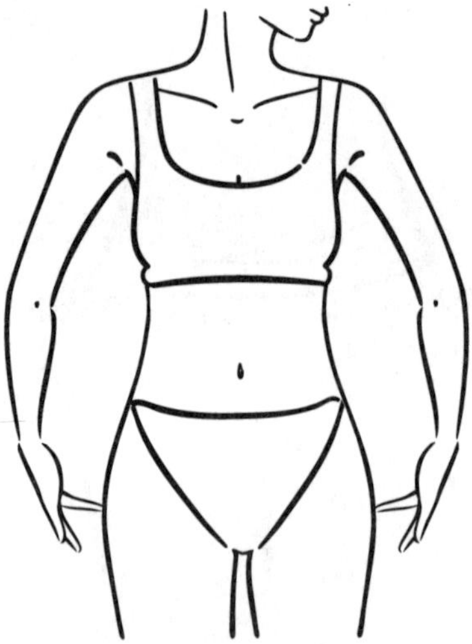

La position des doigts pour effectuer le premier test

Si, lorsque vous effectuez ce test, vos doigts s'enfoncent dans un tissu mou (c'est ainsi que l'on nomme en médecine tout ce qui n'est pas de l'os), alors votre culotte de cheval est faite de graisse que vous empaumerez facilement, debout, en plaçant vos mains juste sous vos fesses. Il s'agit d'une « vraie culotte de cheval ». *A priori,* elle est constituée de graisse.

Pour en être sûre, je vous propose d'effectuer un second test :

• Empaumez votre culotte de cheval, tenez-la fermement, puis serrez vos fesses le plus fort possible.

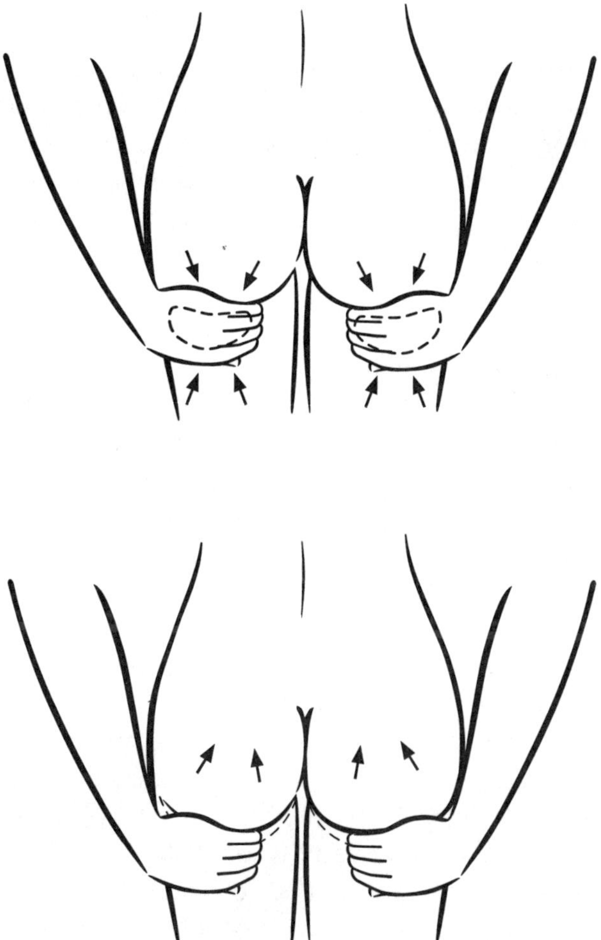

La position des mains pour le second test

Deux cas de figure peuvent alors se présenter.

Dans le premier cas, il ne se passe rien. La graisse est bien là, et le volume que vous conservez entre vos mains sera à livrer aux rouleaux de la machine de massage mécanique si vous voulez vous en débarrasser. Cette graisse porte même un nom particulier : la stéatomérie ! Il désigne des zones de graisse localisée, très profonde, qui viennent se loger au contact de certains muscles, dans des régions bien précises du corps : hanches, genoux, bas-ventre. Les stéatoméries ont sûrement été inventées pour le désespoir des femmes qui rêvent d'une jolie silhouette, mais pour le bonheur des mamans qui allaitent. Les cellules graisseuses de ces rondeurs, encore plus féminines que la cellulite ou la graisse des cuisses et du bassin, sont extrêmement résistantes à toutes les tentatives d'élimination par la restriction calorique. On dit qu'il faut au moins dix-huit mois de privations alimentaires intenses pour que ces zones s'ouvrent enfin à la dépense.

Il existe une situation, et une seule, au cours de laquelle ce réservoir est utilisé : l'allaitement. Cette zone est destinée à fournir des réserves mobilisables pour nourrir le nouveau bébé. Malheureusement, les femmes d'aujourd'hui ont de nombreuses autres réserves mises à disposition lors de l'allaitement, et les stéatoméries restent silencieuses, même dans ce moment qui pourrait représenter leur heure de gloire.

Dans le second cas, la culotte de cheval disparaît comme si la contraction des fessiers l'avait escamotée. C'est que vos fessiers, naturellement faibles en position debout, entraînent dans leur chute une graisse parfois peu importante, mais que la pesanteur rend visible. En contractant vos fessiers, vous activez des muscles qui emportent avec eux, vers le haut et vers le dedans de votre corps, la peau surchargée en graisse. Ainsi, les deux bosses deviennent plus discrètes. C'est encore une « fausse culotte de cheval ». Votre plan de bataille consistera donc à faire travailler vos fessiers, de manière à obtenir un meilleur maintien de l'ensemble de cette zone.

Éliminez votre culotte de cheval

Seules les « fausses culottes de cheval » 100 % dues à la largeur du squelette résistent à la rééducation de la beauté. Heureusement, elles sont rares. Le plus souvent, même lorsqu'on dispose d'un bassin osseux très large, celui-ci est porteur d'un petit excès de graisse localisée sur laquelle il est possible d'agir. Entre cet extrême et son opposé (la culotte de cheval 100 % graisse), toutes les combinaisons sont possibles.

Dans tous les cas, le massage mécanique constitue une part essentielle du programme d'action, complété par l'exercice physique et, dans une petite proportion, le réglage alimentaire.

En pratique

• Avant toute chose, livrez vos hanches aux rouleaux des appareils de massage mécanique. Eux seuls peuvent débloquer les obstacles qui empêchent les cellules graisseuses logées à cet endroit de déstocker leur contenu et réveiller ces mêmes cellules graisseuses pour qu'elles déstockent naturellement. Le massage mécanique jouera aussi son rôle raffermissant sur la peau, ce qui constitue une aide précieuse pour soutenir la graisse soumise à la dure loi de la pesanteur.

• Essayez de manger d'une manière plus saine et plus équilibrée, en fonction de l'énergie que vous dépensez. Cela contribuera à ne pas surcharger davantage ces régions gourmandes qui ne demandent qu'à stocker, ce qui reviendrait à recharger en graisse les zones déstockées.

• Enfin, voici un exercice simple, que vous pouvez répéter pendant quelques minutes (2 minutes au minimum, 5 minutes dans l'idéal) toutes les deux ou trois heures. Vous pouvez l'effectuer partout, dans toutes les situations. Il est incroyablement efficace si vous prenez l'habitude de le pratiquer régulièrement : assise ou debout, même en marchant, contractez vos muscles fessiers, tenez pendant 10 secondes, puis relâchez pendant 10 secondes.

Évaluez l'état de vos fesses

Au-dessus de la culotte de cheval, intéressons-nous maintenant aux fesses. Leur problème majeur semble être le volume, qu'il soit excessif ou insuffisant. Nous les trouvons toujours trop graisseuses, pas assez musclées, trop plates, trop bombées, trop carrées, trop cellulitiques... Quelle femme est réellement satisfaite de ses fesses ? En examinant la question de plus près, vous allez découvrir que le vrai problème n'est peut-être pas la fesse elle-même...

Le volume gênant, inesthétique, se trouve souvent autour de la fesse et non sur la fesse elle-même : au-dessus, il s'agit de graisse iliaque (voir p. 133) ; à l'extérieur, c'est la culotte de cheval ; au-dessous, c'est la « banane sous-fessière ». Le muscle fessier lui-même est souvent petit, limité, enfoui entre les blocs de gras que je viens de citer.

Je vous propose maintenant quelques tests simples à réaliser, afin de déterminer l'origine de votre volume fessier.

Le test de la banane sous-fessière

C'est ainsi que l'on nomme la zone située juste sous la partie basse de la fesse. Elle tient son nom de sa forme, qui évoque celle d'une banane, et de son emplacement, puisqu'elle supporte le poids de la fesse.

• Mettez-vous debout devant une chaise, et tournez-lui le dos comme si vous alliez vous asseoir.

• Placez l'un de vos pieds sur la chaise derrière vous en pliant le genou.

• Palpez l'arrière de votre cuisse : tout doit paraître relaxé et mou.

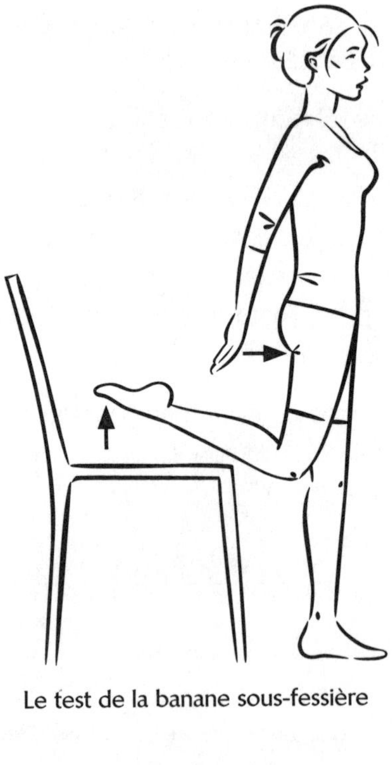

Le test de la banane sous-fessière

• Toujours dans cette même position, levez votre pied de la chaise où il est posé, en pliant un peu plus le genou : les muscles de l'arrière du genou se contractent et vous sentez, juste sous votre fesse, une zone qui reste désespérément molle. C'est votre « banane sous-fessière ».

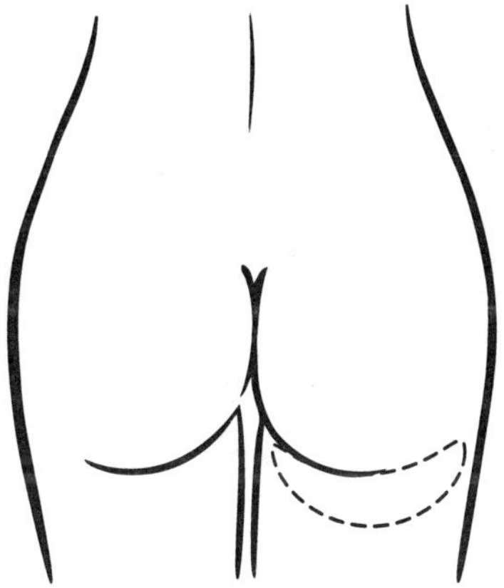

La banane sous-fessière

• Suivez cette banane du bout des doigts : elle se prolonge vers l'intérieur des cuisses jusqu'à votre périnée, puis rejoint une autre « banane » qui possède la même forme, située sur la face intérieure des cuisses. C'est cette dernière qui provoque les frottements désagréables lorsque vous avez les cuisses bien serrées.

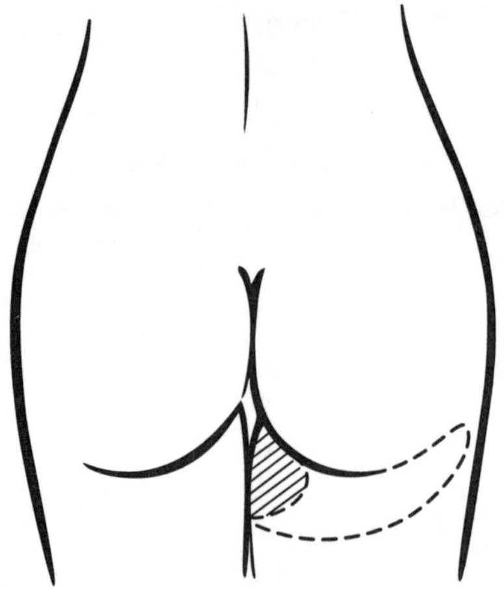

La réunion des 2 bananes

• Refaites le test avec l'autre jambe : vos deux bananes sous-fessières sont-elles identiques ? Sûrement pas, car, très souvent, nous avons tendance à nous asseoir toujours sur la même fesse. Du coup, nous comprimons l'une des deux zones qui se surcharge alors plus facilement que l'autre.

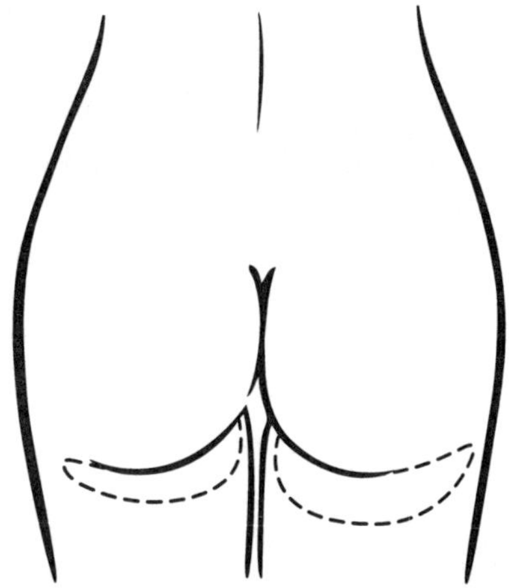

Deux bananes disproportionnées

• Cette graisse est importante à localiser, afin de ne pas la confondre avec celle de la fesse. Comme elle engloutit le relief de la fesse, qui semble ne former qu'un seul bloc jusque dans la cuisse, on peut imaginer que, en en venant à bout, vous récupérerez le joli volume galbé de vos fesses d'antan. Avant d'incriminer vos fesses, pensez à faire ce test. Vous constaterez souvent que le coupable est situé au-dessous.

Le test du sourire fessier

C'est souvent la forme de la fesse qui pose problème, plus que son volume. Lorsque la fesse est basse et s'affaisse, elle se déforme sous l'impact de la position assise prolongée, surtout si vous avez l'habitude de vous asseoir les jambes croisées, en appui sur un seul côté. À propos, sur quelle fesse êtes-vous assise en ce moment ? La fesse qui reçoit en permanence le poids de votre corps finit par s'aplatir. Au final, c'est votre « sourire fessier » qui est en jeu.

• Pour comprendre ce qu'est un sourire fessier, prenez une feuille de papier et dessinez vos deux plis sous-fessiers tels que vous les imaginez.

• Puis, entre les deux, dessinez le pli inter-fessier plus communément connu sous le nom de « raie des fesses » : vous obtenez une figure qui ressemble à une ancre de marine pour certains, à un sourire pour d'autres.

• Maintenant, dessinez un T à l'envers : c'est l'état de vos plis fessiers à cause de la vie que vous leur faites mener !

• En règle générale, le pli inter-fessier doit être plus long que chacun des plis sous-fessiers. Plus il sera long, plus les fesses seront belles. Les plis sous-fessiers doivent être courbes et arrondis, de part et d'autre du pli inter-fessier qui, lui, doit être bien vertical.

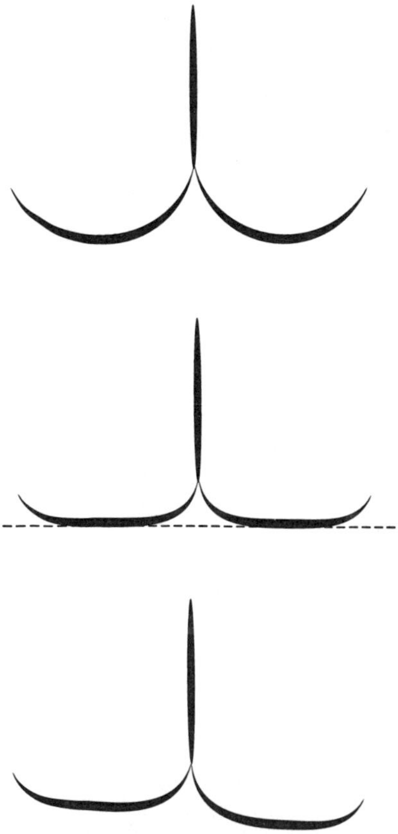

Plis sous-fessiers arrondis, plats et asymétriques

Le test de la graisse iliaque

C'est le dernier coupable de cette région des hanches féminines. La graisse iliaque est une zone de graisse, parfois volumineuse, qui se situe au-dessus de la fesse. Voici comment la repérer.

• Asseyez-vous, puis posez vos mains bien à plat sur le haut de vos hanches. Vous venez de faire connaissance avec votre graisse iliaque, du nom de l'os du bassin qui porte le même nom.

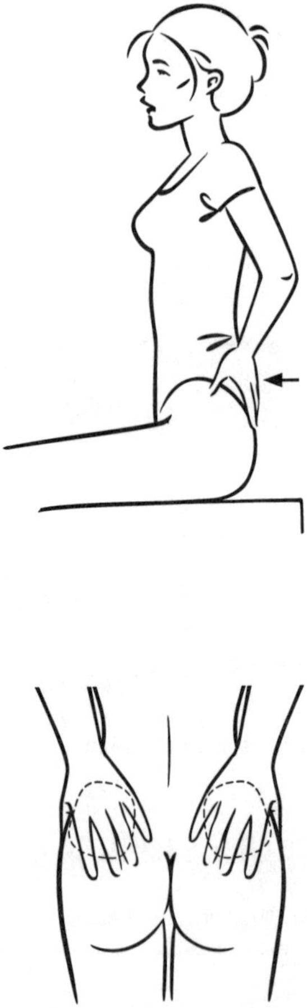

Repérer la graisse iliaque

• Pour mieux sentir cette graisse iliaque, allongez-vous sur le ventre et repliez un genou sur le côté. Une sorte de bosse émerge du côté de votre jambe repliée : elle est faite de cette graisse particulière. Répétez la posture de l'autre côté, en repliant l'autre jambe.

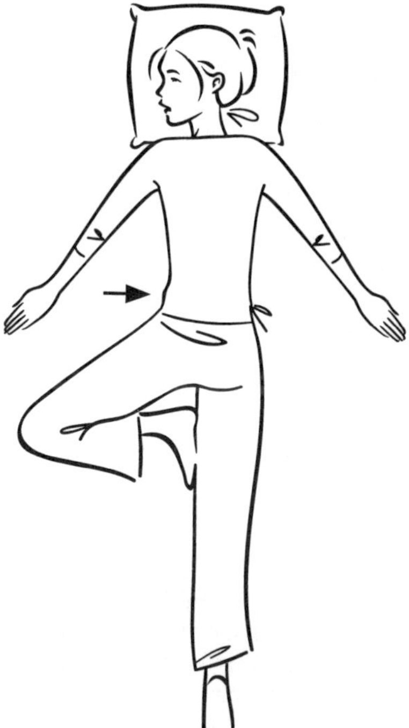

• Cette graisse est située sur les flancs, une zone peu sollicitée : elle renferme peu de muscles et est animée par peu de mouvements ; son volume a une fâcheuse tendance à s'accentuer au fil des ans.

• Aujourd'hui, beaucoup de jeunes filles à l'alimentation sucrée et déséquilibrée souffrent de cette localisation graisseuse, particulièrement visible avec la mode des pantalons taille basse. Cette graisse déforme la silhouette, tout en se répercutant année après année sur la colonne lombaire et les muscles qui s'accrochent sur le bassin. Même si ces muscles sont peu actifs, le fait qu'ils soient entourés de graisse accentue la congestion locale et le risque de douleurs.

• Rester belle ne doit pas être seulement un objectif superficiel concernant l'apparence ou la mode. Rester mince, éviter les surcharges localisées, c'est aussi préserver toutes les structures – os, muscles, tendons – qui sont situées sous nos zones graisseuses.

• Si vous pincez la peau dans cette zone, elle sera très certainement sensible et vous rappellera les gênes lombaires que vous ressentez parfois. C'est que la surcharge graisseuse congestionne toute la zone.

• En prenant de l'ampleur, cette graisse iliaque vous empêche de boucler votre ceinture et vous gêne lorsque vous portez une robe moulante. Et si vous vous risquez au port du string, c'est elle qui, cisaillée en deux par l'élastique, formera deux bosses très inesthétiques sous la jolie robe censée mettre en valeur votre silhouette !

Sculptez vos fesses

Vous avez fait le point sur vos fesses ? Vous allez pouvoir passer à l'action. Le programme sera légèrement différent selon les cas de figure.

Vous avez un problème de banane sous-fessière

Au lieu de vouloir déstocker tous azimuts, il faut d'abord bien localiser la graisse pour la traquer là où elle est vraiment présente.

En pratique

• Le massage mécanique est, ici, un élément indispensable du dispositif, car lui seul peut déclencher la lipolyse (libération des graisses) dans cette zone du corps où les barrages sont solides et les cellules bien endormies. Le lipomassage permet, en même temps, de stimuler la peau et les tissus conjonctifs pour resculpter toute la zone et retendre les tissus de surface et de soutien relâchés.

• Un réglage alimentaire léger vous aidera à mieux éliminer la graisse déstockée par le massage, ainsi que les éventuels excédents d'eau et de toxines (voir les conseils généraux, p. 177).

• À cela, je recommande d'ajouter la pratique quotidienne de ces quelques exercices, simples et rapides à effectuer, et qui sont spécialement adaptés aux tissus de cette zone.

Exercice n° 1 : massage des bananes sous-fessières

• Lorsque vous êtes assise, placez vos pieds bien à plat au sol, puis roulez sur vos fesses, en arrière, en avant, d'un côté, de l'autre.

• Vous allez ainsi masser vos bananes sous-fessières et surtout éviter que l'une des deux soit asphyxiée toute la journée.

• Faites-le au moins une fois par heure de station assise ininterrompue, et pendant seulement 1 minute à chaque fois.

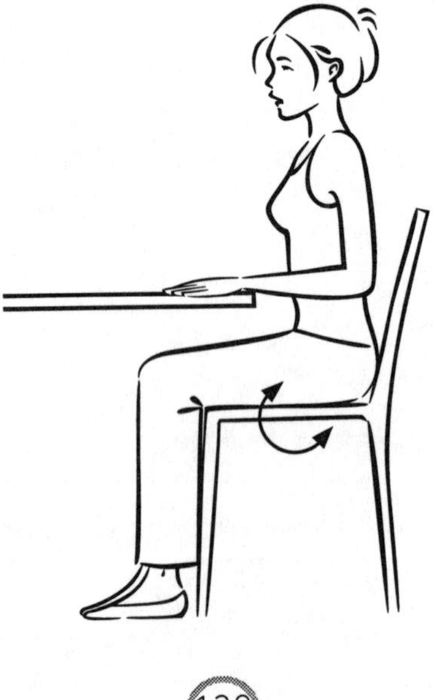

Exercice n° 2 : pour renforcer les muscles de l'arrière des cuisses

• Le matin avant de vous lever, effectuez cet exercice dans votre lit, 5 fois de chaque côté.

• Allongée sur le dos, pieds à plats, genoux fléchis, soufflez en contractant le périnée, rentrez votre ventre et soulevez les fesses de façon à ce que votre corps dessine une ligne droite entre vos genoux et vos épaules.

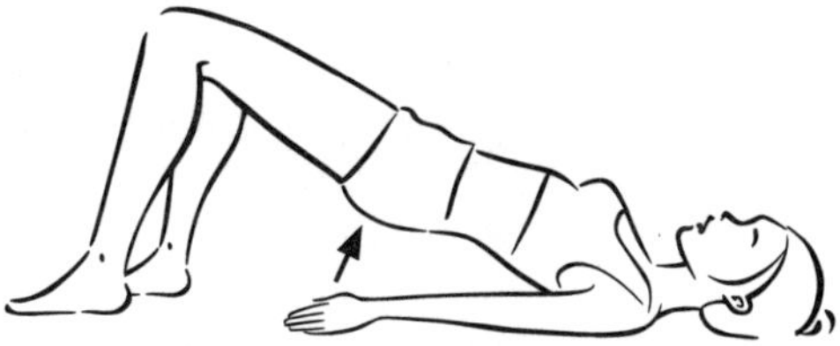

• Dans cette position, inspirez et laissez votre poitrine se gonfler, puis soufflez en descendant lentement d'abord votre dos, puis vos lombaires, jusqu'à poser vos fesses le plus tard possible.

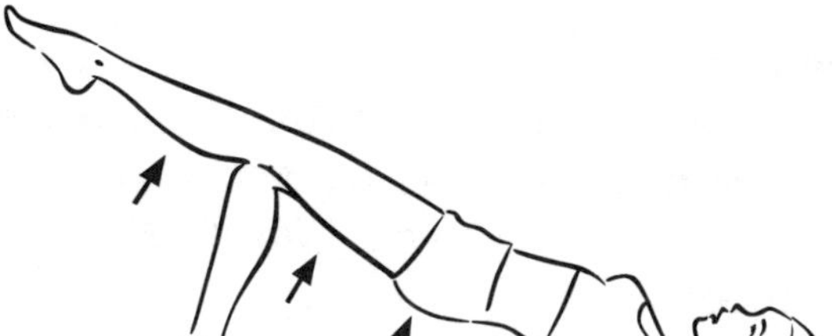

• Si vous vous en sentez capable, faites la même chose en soulevant une jambe en même temps que votre bassin. Travail de l'arrière de la cuisse assuré !

Exercice n° 3 : pour renforcer les muscles de l'arrière et de l'intérieur des cuisses

• Pour privilégier l'intérieur des cuisses, refaites le même exercice avec un ballon mou entre les genoux, pressez sur le ballon avec vos genoux en montant votre bassin.

Vous avez un problème au niveau du « sourire fessier »

Trois impératifs s'imposent alors à vous. Vous devez « dégraisser autour des plis sous-fessiers », redessiner la zone, et faire très attention à votre manière de vous asseoir.

• Ici encore, le massage mécanique rencontre une de ses meilleures applications. Non seulement il va aider à déstocker l'excédent de graisse, mais il va retendre les tissus relâchés de manière à redessiner ce sourire que vous avez perdu. Comme un sculpteur dont les mains façonnent la glaise, le praticien pourra faire émerger de vos fesses les jolies formes rebondies que vous avez oubliées. Vous sentirez très rapidement l'effet du traitement : fesse plus pommelée, plus dense et plus… sexy ! Et ces effets s'ancreront de séance en séance.

• L'aspect alimentaire n'est pas primordial, mais vous gagnerez toujours à adopter une alimentation plus équilibrée (voir les conseils généraux, p. 177).

• Très important : faites particulièrement attention à la manière dont vous vous asseyez. Ne croisez jamais les jambes lorsque vous êtes assise et veillez à ce que le poids de votre corps repose sur vos deux fesses, de manière bien répartie. Au début, vous devrez y penser. Mais si vous faites ce petit effort, vous intégrerez cette nouvelle assise et vous changerez vos habitudes sans même vous en rendre compte.

Ces quelques exercices finiront de parfaire ce beau résultat :

Exercice n° 1 : pour renforcer les fessiers

• Où que vous soyez en position assise, ne restez jamais sans contracter vos fessiers.

• Maintenez les fesses serrées pendant 8 secondes, puis relâchez 8 secondes.

• Répétez l'exercice chaque heure pendant 1 minute.

Exercice n° 2 : pour équilibrer les deux fesses

• Une fois que vous avez repéré quel est le côté le plus en surcharge, entraînez-vous à ne contracter qu'une seule fesse quand vous êtes en position debout (dans le métro par exemple, en attendant le bus...).

Exercice n° 3 : pour renforcer les adducteurs

• Allongez-vous sur le côté, la jambe près du sol allongée, la jambe opposée repliée. Votre genou repose au sol devant vous.

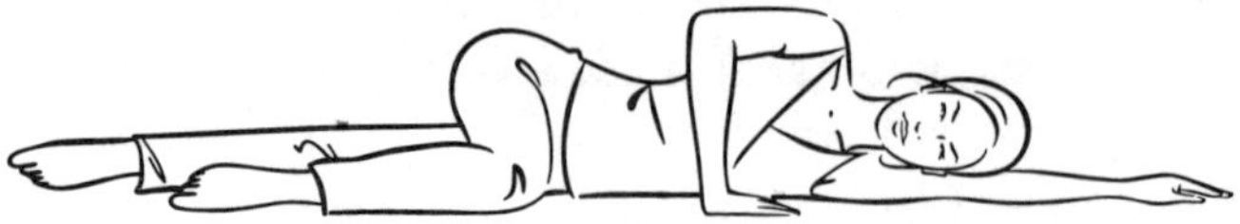

• L'exercice consiste à soulever la jambe tendue pour stimuler les adducteurs.

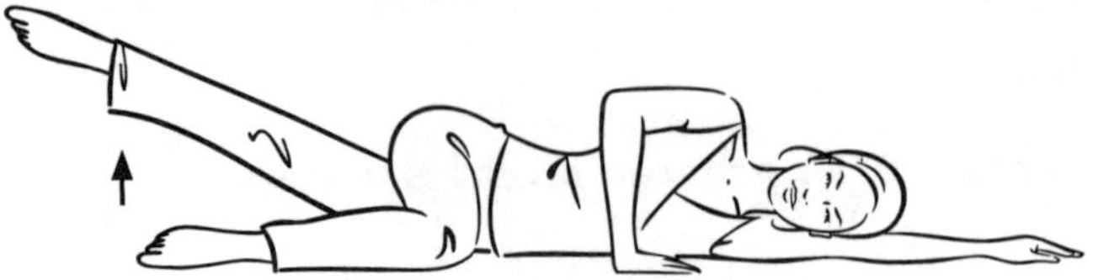

• Soulevez et tenez 8 secondes. Répétez l'exercice 4 fois, toujours en soufflant, ventre rentré, périnée serré. Inspirez en redescendant la jambe.

Vous avez un excès de graisse iliaque

Bien qu'un peu moins résistante que les précédentes, la graisse iliaque ne cède pas avec la seule restriction alimentaire. Votre programme d'action doit inclure plusieurs axes simultanés.

• La graisse iliaque est très réactive au massage mécanique. Profitez-en. Vous verrez rapidement des résultats.

• Ajoutez à cela un réglage alimentaire portant à la fois sur l'équilibre global de votre alimentation et sur une légère diminution des quantités absorbées afin de vous rapprocher sans trop d'efforts de vos véritables besoins.

• Enfin, ne mésestimez pas les exercices physiques. Effectués régulièrement, ils contribuent à la réussite de votre entreprise en redonnant du galbe à la zone et en augmentant peu à peu votre métabolisme de base. Vous brûlerez ainsi plus facilement les calories absorbées.

Exercice n° 1 : pour étirer les hanches

• Une fois n'est pas coutume, au lieu de muscler nous allons étirer la zone concernée afin de l'assouplir.

• Vous êtes couchée sur le dos. Une jambe reste allongée et l'autre est repliée, genou contre la poitrine. Avec la main opposée, amenez le genou vers l'épaule opposée en expirant.

• Ne forcez jamais si cela réveille une douleur dans le dos. En revanche, il est normal de ressentir l'étirement dans la hanche.

• Effectuez cet étirement 3 fois de chaque côté, en maintenant la position pendant le temps de votre expiration.

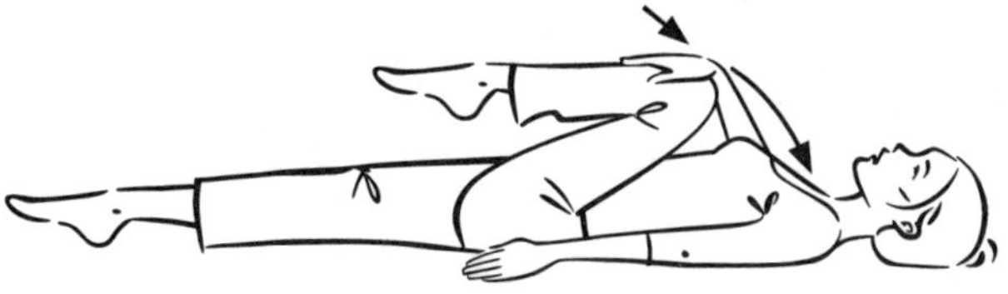

Exercice n° 2 : pour renforcer les muscles des hanches

• Allongez-vous sur le côté. Votre coude est en appui bien placé sous votre épaule. Vos jambes sont repliées.

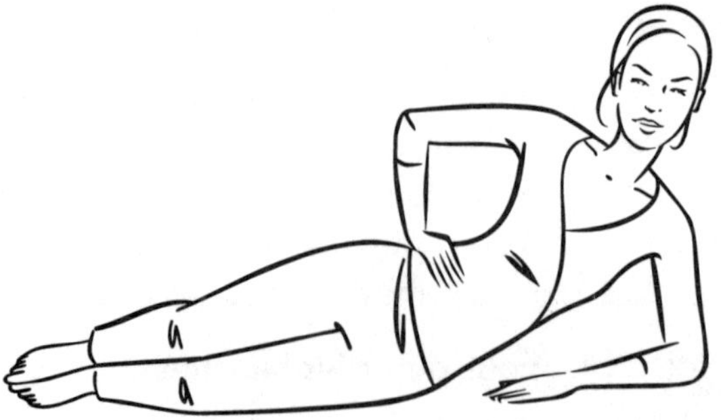

• En prenant appui sur votre coude et sur vos genoux, soulevez le bassin du sol en soufflant, de façon à ce que votre corps soit bien droit entre vos genoux et vos épaules.

• Inspirez une fois en maintenant cette position, puis expirez en descendant.

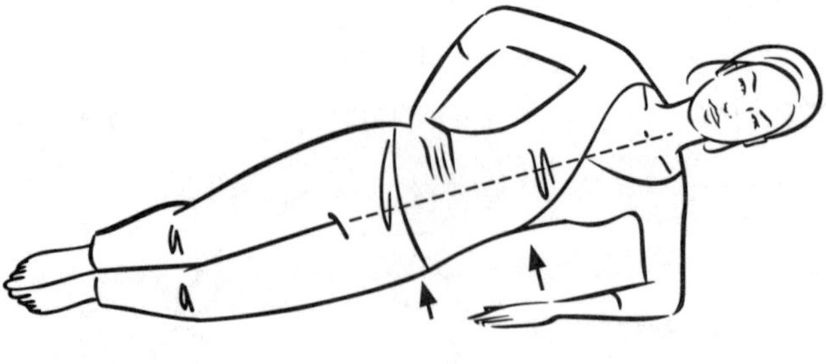

• Comme lors de chaque exercice inspiré de la gymnastique Pilates, soufflez en rentrant le ventre et en serrant votre périnée.

• Si vous faites cet exercice 3 fois chaque matin, de chaque côté, vous allez rapidement modifier votre silhouette.

Exercice n° 3 : pour renforcer les muscles abducteurs des hanches

• Allongez-vous sur le côté et placez autour de vos chevilles une écharpe ou une bande élastique large.

• En expirant, serrez le périnée et rentrez le ventre, puis tendez au maximum l'élastique ou l'écharpe.

• Le pied qui est au sol reste plaqué, c'est la jambe du dessus qui travaille en tendant l'élastique. La jambe du dessous travaille aussi puisqu'elle stabilise le mouvement. Les deux zones travaillent donc en même temps, mais chacune à sa manière.

• Faites cet exercice 4 fois de chaque côté, en marquant un temps d'arrêt quand l'élastique ou l'écharpe est tendu(e).

Chapitre 7

Pour sculpter vos jambes

Le volume des cuisses, des mollets, voire des genoux, est l'objet de plaintes fréquentes chez les femmes qui, pour la plupart, rêvent de longues jambes fines et de cuisses fuselées. C'est que les jambes sont un paramètre central de l'arsenal de séduction des femmes !

Même celles qui n'ont jamais possédé ce genre de silhouette désirent y parvenir. Pourtant avec les années, il est rare que les choses évoluent dans le bon sens. Bien au contraire : le volume s'accroît sans cesse. Une ou plusieurs grossesses, la station debout prolongée, et voilà les cuisses et les chevilles qui s'empâtent, la cellulite qui s'installe. Le sport intense, souvent vu comme salvateur de la silhouette, est un facteur aggravant par le volume musculaire qu'il apporte. Cette masse musculaire tonique renforce encore les blocages de la cellulite préexistante. Les régimes sont impuissants (dans le bas du corps, les graisses sont hermétiques aux messages déstockants de l'adrénaline), et le sport joue ici contre son camp (loin de faire disparaître le volume, il l'aggrave parfois).

Évaluez vos cuisses

Sur le devant de la cuisse, c'est souvent la peau d'orange qui domine ; un effet encore accentué par la tendance naturelle et toute terrienne à la chute des tissus. Newton avait décrit la chute de la pomme ; nous, les femmes, déplorons la chute des tissus !

L'arrière de la cuisse

Il est étroitement lié à la manière dont vous vous asseyez, et ce d'autant plus que votre travail ou votre style de vie vous conduisent à de longues stations assises. Vous allez donc, avant tout, observer la manière dont vous vous asseyez le plus souvent : sur le bord du siège ou dans le fond ; sur un siège large et enveloppant ou sur une petite surface dure ; avec les jambes croisées ou non... Sachez que la position assise comprime forcément l'arrière des cuisses ; cependant, selon votre posture, les résultats seront différents à long terme. Les zones le plus souvent en appui, coincées entre le siège et le poids du corps, seront les plus marquées par les capitons et la peau d'orange.

La face intérieure de la cuisse

Les problèmes de vos cuisses ne s'arrêtent pas là. Sans parler de leur face externe haute, impliquée dans la « culotte de cheval » (voir chapitre précédent, p. 120), leur face intérieure peut souffrir de nombreux maux : en haut, elles peuvent laisser apparaître un bourrelet épais et flasque, qui est en fait le prolongement de la banane sous-fessière (voir chapitre précédent, p. 127) ; plus bas, c'est la cellulite qui peut envahir les tissus, rendus flasques par le relâchement naturel ; enfin, l'intérieur des genoux est parfois le siège d'amas globuleux, épais, gonflés et arrondis.

Voici deux petits tests qui vous permettront de bien évaluer l'état de l'intérieur de vos cuisses, en faisant la part entre le muscle et la graisse. Vous verrez ainsi rapidement si votre insatisfaction est justifiée et, dans ce cas, comment vous attaquer au problème.

Premier test

• Mettez-vous debout, pieds serrés. Demandez à un proche de placer sa main bien à plat entre vos cuisses, puis serrez sa main en les contractant.

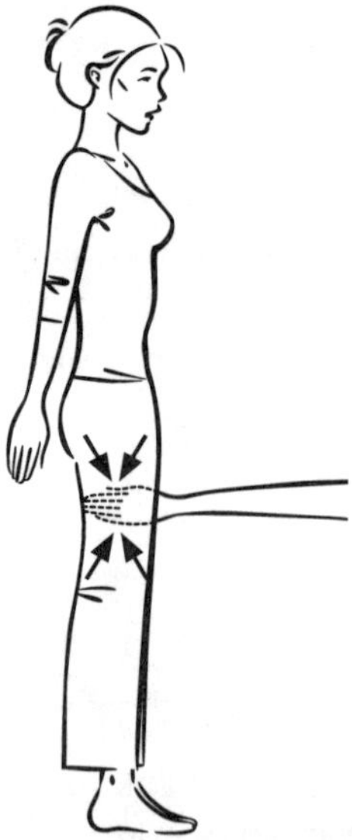

Premier test

Si cette personne peut retirer sa main alors que vous tentez de la retenir, c'est que le haut de vos cuisses est surtout envahi de graisse. Bonne nouvelle : vous allez pouvoir apprendre à la déstocker et à resculpter les tissus. Si, à l'inverse, la personne ne parvient pas à retirer sa main, c'est que le haut de vos cuisses est fait de muscles puissants et volumineux, qu'il vous sera beaucoup plus difficile d'éliminer, sauf si ces muscles sont le résultat d'une pratique sportive spécifique (football, rugby...), auquel cas un changement de sport est conseillé.

Second test

• Mettez-vous debout, pieds joints, sans vous raidir. Demandez à un proche de s'accroupir à côté de vous et de poser sa main juste au-dessus du genou, comme si elle voulait l'enserrer entre le pouce et l'index. Puis, sans trop appuyer, elle fera glisser sa main vers le haut de manière à entraîner votre peau dans son mouvement.

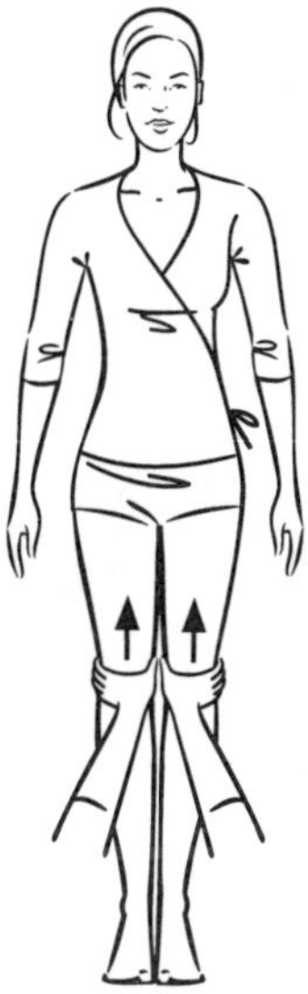

Second test

Si la main ne parvient pas à entraîner votre peau dans son mouvement, c'est que vos tissus sont jeunes et toniques, et qu'aucun affaissement ne s'est encore manifesté. Votre cuisse, même si elle est volumineuse, est restée ferme.

Si la main entraîne de la peau avec elle, c'est que celle-ci s'est relâchée, un peu comme un vêtement trop grand qu'il faudrait retailler pour que votre cuisse retrouve son aspect ferme et lisse.

Ce test permet de bien saisir l'origine du problème. Même si vous avez de la cellulite sur le devant de la cuisse, dans l'immense majorité des cas celle-ci disparaît lorsqu'on retend votre peau. Le vrai problème ici, c'est donc le relâchement cutané et non la cellulite.

La face avant des cuisses

Je vous propose d'effectuer encore un petit test, afin de parfaire votre « autodiagnostic » :

• Asseyez-vous sur le sol, et tendez vos jambes devant vous. Empaumez le volume qui vous gêne sur le dessus de votre cuisse. Puis contractez-la (il s'agit de votre quadriceps) en écrasant le dessous du genou sur le sol et en tentant de décoller le talon. Votre jambe est bien raide, bien tendue. Ce qui reste mou entre vos doigts, c'est de la graisse avec parfois un aspect de peau d'orange.

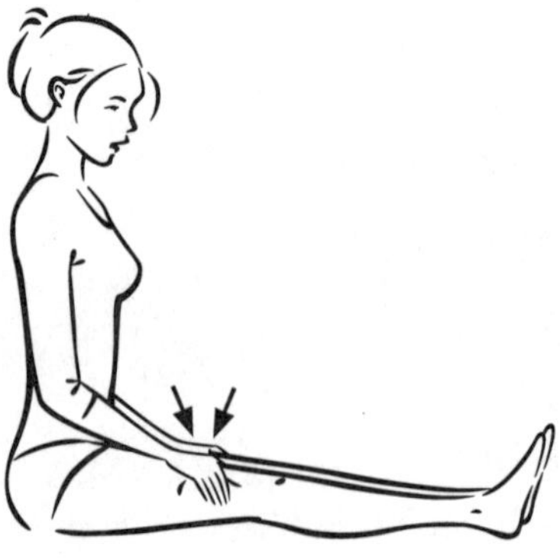

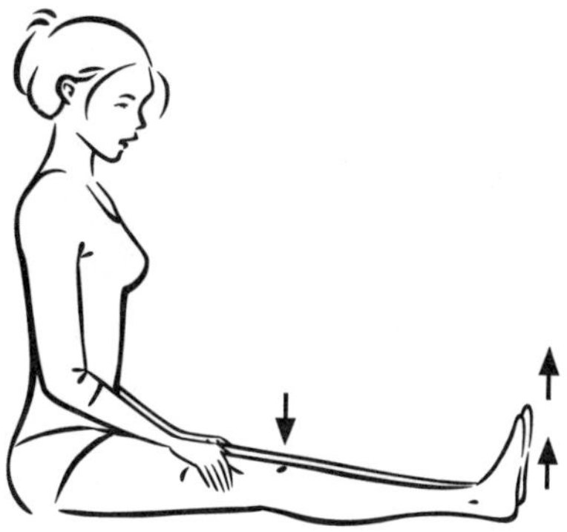

Si votre emprise vous échappe lorsque vous tendez la jambe, c'est que le volume de votre cuisse est fait de muscle. La seule solution consiste à faire un peu moins de sport si vous êtes une sportive acharnée, ou de mieux choisir vos exercices afin que ne plus muscler cette zone.

Sculptez vos cuisses

Votre programme sera différent selon que vous devez vous débarrasser de la graisse excédentaire ou de la cellulite, ou qu'il vous faut retendre votre peau relâchée.

Pour se débarrasser de la graisse et de la cellulite

Dans le bas du corps, comme nous l'avons vu, la graisse reste sourde aux injonctions de déstockage délivrées par l'adrénaline. L'alimentation ne jouera qu'un rôle secondaire dans votre programme, qui sera surtout basé sur le massage mécanique et quelques exercices destinés non pas à muscler vos cuisses, mais à les allonger et à les fuseler.

• Dans ce cas, le massage mécanique pourra porter sur toutes les zones atteintes : l'intérieur des cuisses, les faces avant et arrière. Le praticien pourra vous demander de prendre des postures particulières et de contracter certains muscles, afin de bien saisir la graisse entre les rouleaux. Si vos cuisses sont très musclées, il fera bien attention à ne pas prolonger trop les exercices afin de ne pas risquer d'augmenter encore le volume musculaire.

• Pour traiter l'intérieur du genou, il sera particulièrement prudent afin de ne pas risquer d'endommager la peau, très sensible à cet endroit. Son travail consistera autant à déclencher le déstockage graisseux qu'à retendre la peau relâchée.

• En complément, essayez d'améliorer votre façon de vous asseoir, de manière à protéger vos cuisses (voir chapitre sur la banane sous-fessière, p. 127).

Pour retendre la peau relâchée

Là encore, le massage mécanique est indispensable. Lui seul peut stimuler l'enveloppe cutanée par très petites touches successives, afin de la redraper comme le font les chirurgiens plasticiens, mais sans bistouri, ni anesthésie, ni cicatrice ! Le travail repose sur une stimulation des fibroblastes, qui augmenteront progressivement leur production d'élastine et de collagène. Ce massage est très respectueux des tissus et peut se pratiquer même sur une peau vieillie et abîmée.

Que ce soit pour galber vos cuisses ou les tonifier, intégrez à votre hygiène quotidienne ces exercices simples, que vous pouvez effectuer plusieurs fois par jour pendant au moins 2 minutes.

Exercice n° 1 : pour renforcer les quadriceps

• Quand vous devez rester debout (en vous brossant les dents, dans les transports en commun...), restez sur un pied puis sur l'autre en comptant à chaque fois jusqu'à 20.

• Votre jambe d'appui est légèrement fléchie pour que les muscles soient en action.

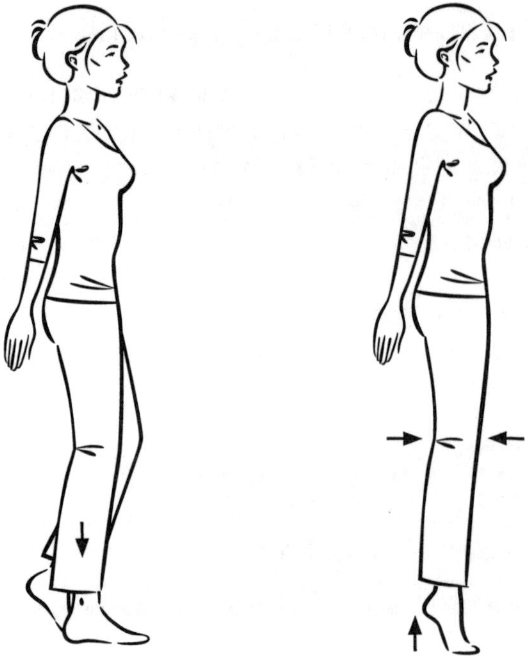

Rester en appui sur un pied

• Ensuite, restez 10 secondes avec les genoux très tendus, en montant légèrement sur la pointe des pieds. Vous sentirez vite vos muscles si vous faites cet exercice tous les jours !

Exercice n° 2 : pour renforcer les muscles profonds des jambes

• Mettez-vous à plat ventre, posez vos orteils en appui de manière à ce que vos chevilles forment un angle droit.

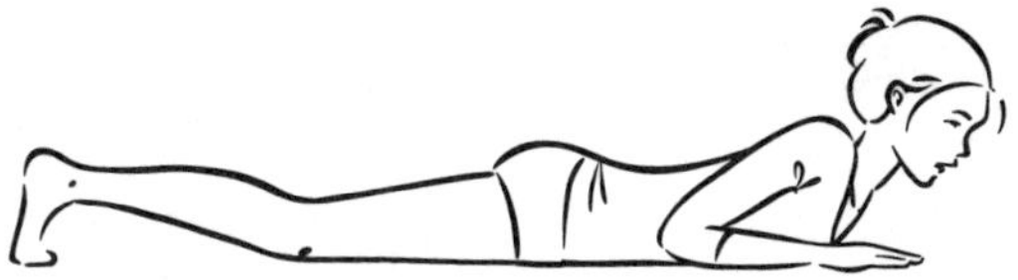

• 10 fois de suite, décollez vos genoux du sol ou du matelas sur lequel vous êtes allongée.

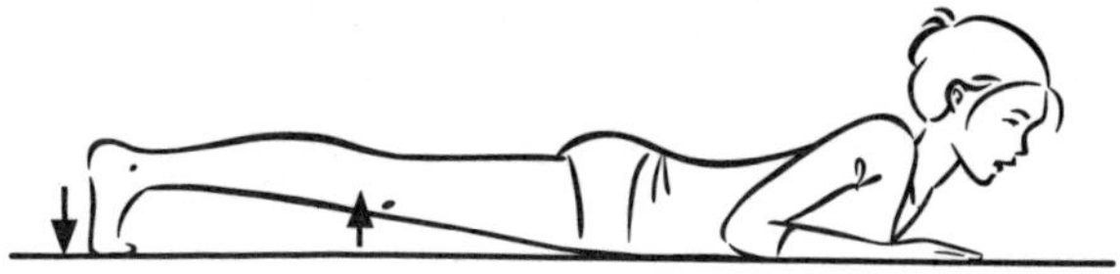

• Cet exercice sollicite les muscles profonds des jambes, ce qui favorise la circulation sanguine, élimine les toxines et draine la rétention d'eau.

• Ces exercices sollicitant les muscles profonds ont été mis au point par le Dr Philippe Blanchemaison[1], qui a baptisé cette technique *Fast Gym*.

1. Dr Philippe Blanchemaison, *8 minutes par jour pour maigrir du bas*, Paris, Albin Michel, 2004.

Exercice n° 3 : pour renforcer l'intérieur des genoux

• Installez-vous confortablement sur un canapé, vos jambes allongées bien parallèles.

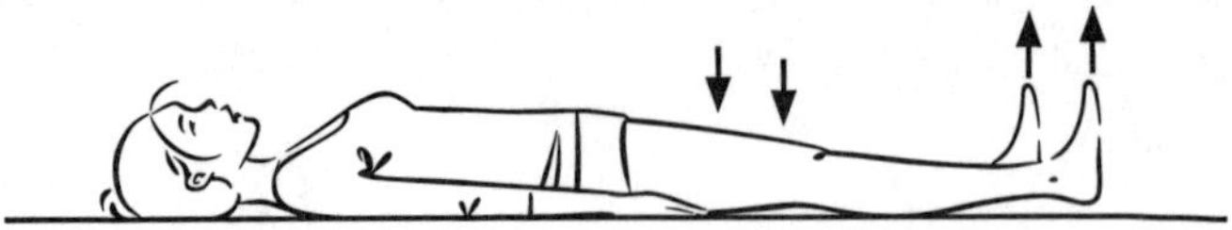

• Raidissez vos genoux en écrasant votre cuisse dans le canapé et en soulevant les talons.

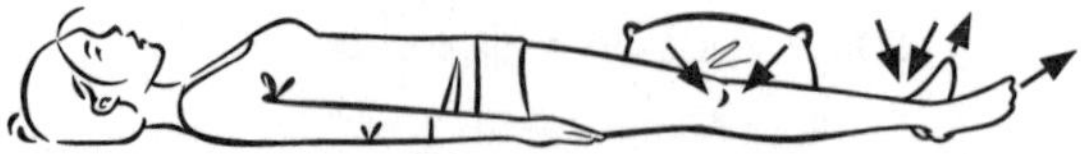

• Gardez la contraction des cuisses pendant 6 secondes puis relâchez 6 secondes.

• Répétez cet exercice 10 fois.

• Ensuite réalisez la même série avec deux efforts supplémentaires : placez un coussin entre les genoux et serrez-le en collant aussi les talons, vos jambes et vos pieds tournés vers l'extérieur.

Évaluez vos jambes et vos chevilles

Continuons notre investigation sur la partie basse de la jambe, au-dessous du genou. Les mollets et les chevilles constituent une zone très pénalisée en ce qui concerne la circulation sanguine et lymphatique. Le sang et la lymphe remontent du bas du corps vers le haut, en luttant contre la pesanteur (encore elle !). Avec le temps, l'élimination des déchets par voie sanguine se ralentit. S'ajoute à cela un engorgement lymphatique, cette circulation se faisant encore plus difficile que la circulation sanguine car ce système ne possède pas de pompe semblable au cœur. Un double problème, donc, qui entraîne un gonflement des chevilles et des mollets, avec parfois des « jambes en poteaux ».

Ces maux ont tendance à s'accentuer avec les années, mais aussi avec les grossesses, la ménopause, les stations debout prolongées, le piétinement, la chaleur... On distingue trois stades d'évolution.

Stade 1

Le matin au réveil, vos jambes et vos chevilles sont tout à fait normales. Elles gonflent dans certaines situations (grosses chaleur, journée de courses...), mais il suffit que vous vous allongiez avec les jambes en l'air pendant une demi-heure pour que tout rentre dans l'ordre. Pour l'instant, il n'y a pas péril en la demeure. Attention cependant, car si vous n'agissez pas, la situation ne fera qu'empirer. Après des années de mauvaise circulation, la congestion des tissus se fera de plus en plus durable jusqu'à devenir permanente ; vos chevilles et vos jambes resteront enflées même au réveil.

Stade 2

Vos jambes ne dégonflent plus aussi rapidement, mais la congestion n'est pas encore permanente. Il faut agir avant qu'elle le devienne, ce qui apparaît comme inéluctable.

Stade 3

Certaines femmes présentent d'emblée, même très jeunes, cet épaississement des chevilles et des mollets. Cette constitution est souvent familiale : toutes les femmes de la famille présentent ce genre de « jambes en poteaux ». Les os des chevilles, les malléoles, sont noyés dans un tissu épais, tandis que le volume musculaire des cuisses est peu important. Du coup, la partie basse de la jambe est aussi volumineuse que la cuisse, ce qui donne cette impression de poteau. La peau a alors tendance à se surcharger très précocement en cellulite, mais celle-ci a la mauvaise idée d'être aussi molle qu'une éponge gorgée d'eau. La mauvaise circulation et la rétention d'eau donnent à la peau une consistance de « gélatine » qui risque de se densifier dans un premier temps avec le stockage de la graisse, puis de se ramollir du fait du vieillissement et du relâchement cutané. Sous cette cellulite, les muscles peu toniques ne jouent pas leur rôle de pompe, ce qui aggrave encore la tendance à la rétention. Rassurez-vous ! Même si le tableau est sombre, il y a tout de même quelques lueurs d'espoir...

Sculptez vos jambes !

Les solutions les plus drastiques concernent le stade 3. Les femmes prédisposées doivent essayer de prévenir les problèmes le plus tôt possible, dès l'adolescence. L'alimentation joue un rôle important sur la rétention d'eau et de déchets. Les solutions associeront donc un réglage alimentaire, un recours au massage mécanique pour stimuler la circulation sanguine et lymphatique et quelques exercices ciblés. La pressothérapie et le drainage lymphatique manuel peuvent aussi se révéler d'une aide précieuse.

Sur le plan alimentaire

Il est très important de stimuler l'élimination rénale en intégrant régulièrement à votre alimentation des fruits et légumes diurétiques (citron, céleri, asperge, melon, concombre...). Évitez les aliments industriels surchargés en substances chimiques (colorants, conservateurs...) qui encrassent l'organisme. Réduisez votre consommation de sucre, sodas et pâtisseries industrielles, qui favorise le durcissement des tissus... Et surtout, buvez suffisamment d'eau (voir p. 170), éventuellement additionnée de plantes aux vertus drainantes (orthosiphon, reine-des-prés...).

Sur le plan des massages

Les éventuelles surcharges de graisse et de cellulite sont autant de barrages pour la circulation sanguine et lymphatique : cellulite et graisse des jambes, cuisses et hanches, graisse du ventre... Le massage mécanique s'efforcera de les éliminer en favorisant la lipolyse, toujours difficile dans le bas du corps, et en diminuant la congestion locale des tissus. Les rouleaux mécaniques agissent aussi sur les tissus conjonctifs qui entourent les veines et les canaux lymphatiques, améliorant globalement la circulation de retour et stimulant l'élimination des déchets.

Deux petits « plus » : la pressothérapie et le drainage lymphatique manuel

Allongé(e) sur une table de soins, on vous demande d'enfiler des sortes de grandes bottes qui vont se gonfler et se dégonfler progressivement, chassant vers le haut du corps les liquides stagnant au niveau des jambes et des chevilles. Ce massage « pneumatique », associé aujourd'hui dans les appareils les plus modernes à des vibrations relaxantes, est très efficace contre les jambes en poteaux. Le drainage lymphatique manuel a aussi son rôle à jouer. Il s'agit d'un ensemble de gestes légers, de pressions, d'effleurements... Ces gestes empruntent un parcours très précis qui suit celui du système lymphatique. Il aide à stimuler cette circulation délicate et souvent paresseuse.

Pour libérer le ventre

Pour que le retour veineux arrive jusqu'au cœur sans encombre, le passage par le ventre doit être dégagé. Il faut donc combattre en parallèle toute constipation, toute graisse localisée sur le ventre, toute cicatrice adhérente risquant de bloquer les échanges (voir le chapitre sur le ventre, p. 99).

Sur le plan de l'exercice physique

Vous pouvez encore accentuer le « pompage musculaire » en stimulant les muscles de vos jambes par des exercices ciblant de préférence les muscles profonds, situés près des os, qui jouent un rôle majeur de pompe. Les sports bénéfiques pour les muscles de ces femmes à la mauvaise circulation sont ceux qui alternent contraction et relâchement, associant travail sur la posture, étirement et renforcement de certains muscles : aquagym, méthode Pilates, natation, yoga, stretching... sont d'excellentes solutions à adopter sans modération.

Ajoutez à cela ces exercices que vous pratiquerez à raison de quelques minutes (2 minutes au minimum, 5 minutes dans l'idéal) plusieurs fois par jour.

Exercice n° 1 : pour renforcer les muscles des mollets

• Posez vos pieds sur une marche, de manière à ce que vos talons restent dans le vide.

• Abaissez vos talons, puis prenez appui sur l'avant du pied pour vous mettre sur la pointe, restez 6 secondes. À chaque descente du talon, vos muscles s'étirent ; à chaque montée, ils travaillent.

• Cet exercice est excellent pour stimuler la circulation sanguine.

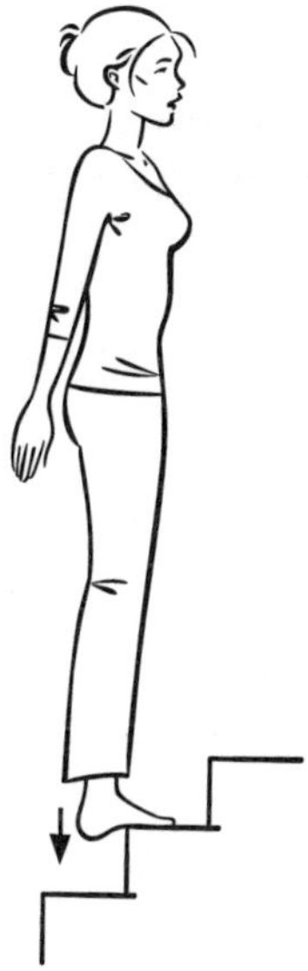

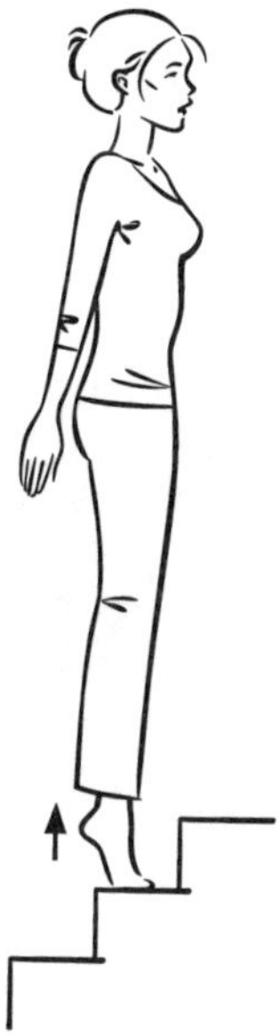

Exercice n° 2 : pour étirer les mollets

• N'oubliez pas d'étirer régulièrement l'arrière de vos mollets afin d'aider l'élimination de l'eau en trop-plein dans les tissus.

• Debout, réalisez une fente avant, vos mains en appui sur le genou avant fléchi.

• La jambe arrière est bien tendue, et le talon ne doit surtout pas décoller du sol.

• Restez ainsi en soufflant 6 secondes, changez de côté, répétez 3 fois de chaque côté.

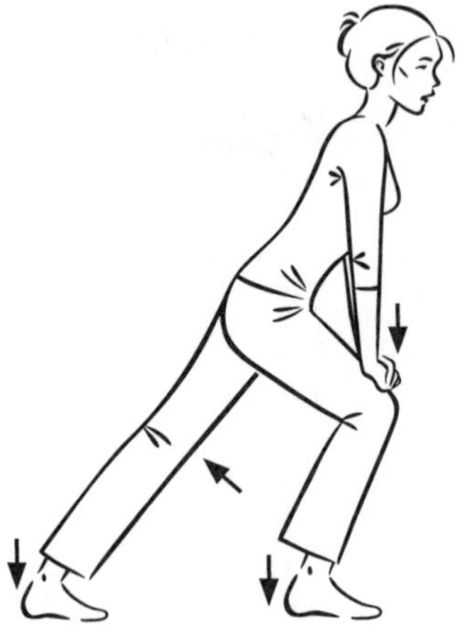

Exercice n° 3 : pour renforcer les muscles des jambes

• Marchez sur la pointe des pieds le plus souvent possible, ainsi que sur les talons.

• De cette façon, vous musclerez vos mollets tout en stimulant les muscles releveurs du pied. Résultat : une jambe bien galbée devant et derrière.

Chapitre 8

10 conseils généraux pour préserver votre silhouette

Si vous adoptez un programme de rééducation de la beauté intégrant une technique de mobilisation mécanique de vos tissus pour sculpter la silhouette, vous allez très rapidement vous sentir mieux dans vos vêtements, dans votre peau, dans votre vie. Voici donc un plan d'action qui sera d'autant plus facile à suivre que vous aurez pris conscience de « l'état des lieux », et que vous connaîtrez les secrets de votre situation physique.

Conséquence positive : le fait de vous sentir en forme vous donnera une nouvelle motivation pour faire attention à vous. Les conseils qui suivent sont faciles à mettre en œuvre. Ils ne demandent ni privation, ni effort démesuré. Ils font partie d'un programme que chacun devrait appliquer pour entretenir ce que nous avons de plus précieux : la santé de nos tissus !

Un plan sur 10 jours ouvrables

Ne brusquez pas votre corps. Préparez un plan d'action sur 10 jours ouvrables (soit 2 semaines, du lundi au vendredi). Chaque jour, essayez de mettre en œuvre un nouveau conseil. Vous verrez comme il est simple de se sentir bien !

Quand vous aurez atteint votre « vitesse de croisière », de nouvelles habitudes de vie jalonneront votre quotidien. Et la beauté comme le bien-être seront de votre côté. Pour très longtemps !

Conseil n° 1 : buvez, pour nettoyer l'eau de votre aquarium corporel

Votre tissu conjonctif est comme un grand aquarium qui recueille l'eau que vous absorbez. Le massage mécanique peut aider vos tissus en levant les surcharges et les barrages. Que vous y ayez recours ou pas, c'est le moment de faire un grand nettoyage de printemps.

Vous saviez déjà qu'il est bon de boire de l'eau pour bien hydrater vos cellules, notre corps étant constitué de 60 à 70 % d'eau ! Vous savez maintenant que vous devez aussi boire cette eau pour garder votre aquarium propre.

Profitez de la meilleure circulation dans vos tissus pour nettoyer en profondeur l'intérieur de votre corps et éliminer ce qui l'encombre. C'est pour cela que vous devez boire de l'eau, manger mieux et bouger !

En pratique

Efforcez-vous de boire au moins l'équivalent de 8 grands verres d'eau (25 cl) par jour, à répartir de la façon suivante :

• au lever ;

• après le petit déjeuner (avec vos compléments nutritionnels) ;

• en arrivant au bureau ;

• avant de partir déjeuner ;

• à votre retour au bureau après le déjeuner ;

• à la pause de l'après-midi ;

• lorsque vous entamez votre dernière heure de travail ;

• à votre arrivée chez vous le soir.

La quantité d'eau que vous devez absorber est déterminée par votre taille et votre poids. Le Dr Christophe Delong[1] explique que nous devons boire environ 35 g d'eau par kilo de poids et par jour, soit environ 2 litres pour une personne de 55 kilos. À cette eau s'ajoute celle contenue dans les aliments.

1. Dr Christophe Delong, *Le Sport dans la vie d'une femme*, Paris, Le Cherche midi éditeur, 2007.

Cette quantité moyenne s'accroît lorsque vous faites de l'exercice physique et lorsqu'il fait très chaud, car l'élimination hydrique par la transpiration est alors beaucoup plus importante.

Cherchez également la façon de boire qui vous convient le mieux : à la bouteille (petite ou grande), dans un flacon de type sport, ou au verre. Ce paramètre est important pour faciliter votre apprentissage, puis pour prendre cette précieuse habitude de boire de l'eau de manière régulière.

Au début, vous devrez faire l'effort de penser à boire cette eau. Mais rassurez-vous : cet effort sera de courte durée. Au fur et à mesure des jours et des progrès de votre mieux-être, boire fera partie de vos nouveaux gestes pour mieux vivre.

Conseil n° 2 : entretenez soigneusement vos muscles

Plus votre masse musculaire est importante, plus vous brûlez de l'énergie au moindre geste. Et même au repos ! Comme cette énergie est stockée sous forme de graisse, vous avez compris ce qu'il vous reste à faire. Votre corps est un moteur, son carburant est la graisse ; plus votre moteur est puissant, c'est-à-dire musclé, plus vous en consommez !

Rappelez-vous que vous disposez de trois réservoirs énergétiques :
– la graisse et la cellulite du bas du corps, maintenue sous clé ;
– la graisse du haut du corps, réservoir ouvert mais à bas débit ;
– la graisse intra-abdominale, réservoir grand ouvert.

Votre métabolisme va, en fonction de vos besoins, puiser d'abord dans le troisième réservoir, puis le second, et enfin le premier si un massage mécanique a joué le rôle de la clé.

Malheureusement, les femmes ont, génétiquement, un métabolisme plus économe que celui des hommes, à cause de leur tendance au stockage en vue d'une éventuelle maternité. Vous êtes une femme ? Alors bougez, marchez, montez les escaliers... En tonifiant vos muscles, vous augmenterez votre masse musculaire, et vous ferez fonctionner votre métabolisme à un rendement supérieur.

En pratique

• Ne restez pas sur un escalier mécanique sans le monter activement.

• Refusez l'ascenseur pour 1 ou 2 étages.

• Trouvez une amie avec qui vous inscrire dans un club de gym, faire des balades (à pied ou à vélo) ou organiser une séance de piscine hebdomadaire. Être à deux entretient la motivation, car il y en a toujours une pour entraîner l'autre.

• Enfin, dites-vous bien que l'activité physique ne se résume pas au sport ! Elle intègre tous les gestes de la vie quotidienne[1]. Le ministère de la Santé français préconise, avec le programme « Manger Bouger », 30 minutes par jour de marche à un pas soutenu, soit l'équivalent de 5 000 pas, auxquels vous ajouterez les escaliers que vous monterez à pied !

• Si vous aimez marcher, procurez-vous un podomètre, petit ustensile de la taille d'une montre. Il enregistrera le nombre de vos pas. Faites le test un jour de balade et fixez-vous des objectifs. Tout ce que vous ferez au-delà des 5 000 pas sera du bonus !

• Choisissez le meilleur sport : l'aquagym. Dans l'eau, vos muscles doivent affronter une résistance douze fois plus forte que celle de l'air. De plus, pour maintenir la température de votre corps à 37 °C dans une eau à 26 °C, vous dépensez de l'énergie, c'est cela aussi le métabolisme. 35 à 45 minutes d'aquagym représentent entre 300 et 500 calories (kcal) consommées !

Pour comparer les effets de l'aquagym avec ceux des autres activités physiques, de nombreux sites Internet vous proposent de calculer le nombre de calories dépensées en fonction de votre poids et du type d'exercices.

---

1. Dr Boris Hansel, *Surveillez votre ventre. Attention au syndrome de la bedaine !*, Paris, Hachette Pratique, 2007.

Jugez plutôt : pour une personne de 55 kg et pour un effort prolongé de 35 à 45 minutes :
– Faire de l'aquagym : 300 à 500 calories.
– Faire 20 km à vélo : 261 à 335 calories.
– Courir à la vitesse de 8 km/h : 257 à 330 calories.
– Jardiner : 160 à 206 calories.
– Promener le chien : 136 à 175 calories.
– Faire le ménage : 112 à 144 calories.

L'aquagym est donc la grande gagnante ! Cependant, si vous n'aimez pas l'eau ou si vous n'avez pas de piscine près de chez vous, le rameur est aussi une solution.

• Ramer sur ergomètre[1] : ce sport permet de solliciter tous vos muscles. La dépense énergétique est plus importante qu'avec le vélo (10 à 12 %) et même de la course (15 à 20 %). Le nombre de muscles sollicités est nettement plus conséquent car les bras, le dos, le ventre et les membres inférieurs sont actifs en même temps !

Exercez vos muscles à toute occasion : ils sont le garant d'un joli galbe ; ils aident votre système veineux à être plus tonique ; ils protègent votre squelette ; et surtout ils augmentent la « puissance de votre moteur ».

À 40 ans, une femme possède un métabolisme proche de celui d'un homme de 60 ans. C'est injuste, mais c'est ainsi. Et c'est uniquement dû à la différence de masse musculaire. Vous voyez comme la solution est simple, mesdames : alors à vos muscles, prêtes, partez !

1. .www.Concept2.fr

Conseil n° 3 : Surveillez votre posture

Pensez à tenir votre ventre et votre dos à chaque instant de la journée. Veillez à vous tenir correctement, vous grandir, vous positionner fièrement ! Si vous vous forcez à le faire régulièrement, au bout de quelques jours seulement vous n'aurez plus besoin d'y penser. Cet automatisme sera intégré et vous sentirez très vite une nouvelle fermeté. Vos muscles ainsi réveillés, puis renforcés, vous aideront à avoir le ventre plat, la fesse haute, la poitrine mise en valeur. Votre élégance s'en trouvera améliorée !

En pratique :

• Sans effort, que vous soyez assise ou debout, tenez-vous bien, grandissez-vous, dégagez votre ventre de votre ceinture de jupe ou de pantalon, serrez vos omoplates, sortez votre poitrine, respirez et relâchez votre mâchoire mais serrez votre périnée.

• Il est important de savoir à la fois contracter certains muscles et en relâcher d'autres. Tous ces exercices *a minima* vous donneront, à la longue, une silhouette galbée et tonique et une allure à faire des envieux !

• Pour cela, tous les moments de la journée sont bons. Dans le métro ou l'autobus, restez volontairement debout et tenez-vous en équilibre, genoux légèrement fléchis, vous sentirez rapidement vos cuisses se tonifier.

• En voiture, redressez-vous, calez votre dos bien droit et dans les embouteillages, lorsque votre voiture est arrêtée, servez-vous de votre volant comme d'un espalier chez votre kinésithérapeute : poussez dessus, écartez vos coudes placés à l'horizontale, vos mains restant accrochées au volant, cherchez à abaisser le volant, à le tirer à vous. Vos bras vous remercieront rapidement !

• Un conseil : maintenez l'effort quelques secondes (10 à 20, selon vos capacités), puis relaxez-vous pendant le même laps de temps. Faites cela pendant 5 minutes, au cours de toutes les heures de transport ou d'embouteillage, où que vous soyez.

• Si vous avez décidé de marcher entre votre domicile et votre bureau, ou pour rejoindre une station de transport en commun, prévoyez une paire de chaussures confortables que vous conserverez dans votre sac. Les talons trop hauts (plus de 4 ou 5 cm) sont néfastes pour votre dos et vos genoux : la fatigue apparaîtra vite, gâchant ce bel effort.

Conseil n° 4 : Mangez équilibré

Manger équilibré, cela ne signifie pas seulement s'astreindre à suivre des règles toutes faites, valables pour tout le monde. La notion d'équilibre alimentaire ajoute à la pyramide des besoins (qui est différente d'un pays à l'autre, en fonction notamment des habitudes alimentaires), des données individuelles liées au niveau de dépense physique. Ainsi, manger équilibré, c'est manger de tout dans des quantités raisonnables, en fonction d'une pyramide alimentaire définie. Cette notion d'équilibre pourrait s'enrichir de la notion de dépense : je mange équilibré par rapport à ce que je brûle !

En pratique :

• Avant de manger, demandez-vous si vous avez vraiment faim.

• Évitez de vous resservir systématiquement.

• Ne perdez jamais de vue l'équilibre entre ce que vous mangez et ce que vous dépensez. Si vous passez la journée à la maison à regarder la télé ou à lire, diminuez vos apports alimentaires. Si vous passez une journée sportive ou si vous jardinez, augmentez vos rations.

• À l'inverse, si vous avez fait des excès de table à l'occasion d'un événement particulier, pensez à bouger davantage pendant les jours qui suivent.

• Faites attention aux petits dérapages apparemment anodins, mais qui peuvent avoir une grosse influence sur votre balance entrées/sorties : sodas, confiseries, pâtisseries, vins et apéritifs…

• Apprenez à repérer les aliments qui ont un index glycémique élevé. Qu'ils soient ou non de saveur sucrée, ils ont pour défaut principal de faire bondir le taux d'insuline dans le sang, ce qui favorise à la fois le stockage et le « coup de pompe » qui pousse à grignoter ! De nombreux ouvrages proposent des listes comparatives entre les aliments à index glycémique élevé (à réduire ou à éviter) et à index glycémique bas (à privilégier)[1].

• N'oubliez pas de vous accorder un bonus (une petite récompense à négocier avec vous-même) chaque fois que vous avez réussi à résister à l'un de ces petits dérapages.

Sachez qu'il suffit de diminuer votre ration alimentaire de 300 calories par jour pour perdre jusqu'à 3 kg par mois. 300 calories, c'est un chausson aux pommes, deux poignées de cacahuètes, un verre de soda, une part de pizza ou... deux verres de vin !

Conseil n° 5 : jetez votre pèse-personne et offrez-vous un analyseur de composition corporelle

En vous pesant sur un pèse-personne ordinaire, vous ne pouvez surveiller que votre poids total. Or, le plus important n'est pas ce que vous pesez, mais la part des différentes masses qui constituent votre organisme l'eau, la graisse et le reste (muscles, organes, sque-

1. Supplément au livre de David Servan-Schreiber, *Anticancer : prévenir et lutter grâce à nos défenses naturelles*, Paris, Robert Laffont, 2007.

lette...). Pour garder un œil sur l'évolution de ces différentes masses, mieux vaut vous procurer une balance à impédancemétrie, aussi appelée analyseur de composition corporelle. Ce type de pèse-personne d'un genre nouveau vous fera vite oublier ce que « poids » veut dire ! Et c'est tant mieux, car le poids est beaucoup moins important que la composition corporelle. En effet, on peut être lourd de graisse ou de muscles, et la balance simple ne peut pas faire la différence. On peut être léger, et pourtant avoir beaucoup de graisse, associée à des os grêles et des muscles fins.

À l'inverse du pèse-personne, la balance à impédancemétrie vous indique de quoi votre corps est fait, grâce à un procédé un peu complexe basé sur la résistance électrique des tissus du corps. Ainsi, vous apprendrez que votre poids est correct mais votre masse grasse trop élevée ; ou que votre poids vous paraît élevé mais qu'il est la conséquence d'une masse musculaire imposante, laquelle mérite d'être préservée car elle est garante d'un bon métabolisme ! Ce type de balance n'est pas beaucoup plus onéreux qu'un pèse-personne banal, et cet achat sera utile pour mieux vous connaître. Un bon « programme silhouette » consiste à baisser sa masse grasse et à augmenter sa masse maigre, c'est-à-dire la masse musculaire, celle qui permet de brûler la graisse[1]. Vous avez peut-être besoin, non pas de perdre du poids, mais de diminuer votre masse grasse et de la remplacer par de la masse musculaire.

---

1. Vous pouvez consulter dans les annexes, p. 219, le tableau des valeurs de masse corporelle.

Conseil n° 6 : les « coups de pouce » alimentaires

N'hésitez pas à utiliser des compléments nutritionnels. Même si vous avez une alimentation équilibrée, vous pouvez donner un petit coup de pouce à votre organisme grâce à ces produits conçus pour renforcer les apports nutritionnels. Antioxydant, anti-âge, mémoire, antifatigue, antistress... il en existe pour tous les âges et pour tous les « terrains ». Informez-vous auprès de votre pharmacien, de votre médecin, de votre kinésithérapeute. Là encore, la motivation doit être au rendez-vous car pour vraiment faire son effet, ce genre de traitement doit être suivi pendant au moins 2 mois.

Il en est de même pour les cosmétiques : même si les techniques mécaniques sont efficaces, la peau a toujours besoin d'être nourrie et protégée ; il est conseillé (avec ou sans massage mécanique) d'apporter une nutrition spécifique et une protection adéquate aux cellules de nos tissus. Après les séances de gymnastique, les cellules ont faim et soif. C'est donc le moment où jamais de leur apporter ce qu'elles réclament, et ce d'autant plus que la stimulation mécanique permettra une meilleure pénétration (levée des barrages) et une meilleure diffusion (optimisation des échanges circulatoires) des nutriments contenus dans les compléments alimentaires[1].

1. Pour mieux comprendre et vous informer, le site http://www.nutripages.fr/ diffuse les pages du journal de l'Institut français de

C'est le rôle des produits cosmétiques (qui agissent de l'extérieur) et des compléments nutritionnels (qui agissent de l'intérieur) que de répondre ensemble, conjointement, aux besoins cellulaires dans la vie quotidienne comme durant les programmes de gymnastique spécifique !

Conseil n° 7 : choisissez des vêtements adaptés à votre beauté présente et à venir

Choisissez des vêtements adaptés à votre morphologie et à vos volumes. Apprenez à adopter des vêtements à votre taille (la vraie, pas celle qui vous fait rêver), des matières et des coupes qui vous mettent en valeur.

En pratique :

• Évitez les vêtements serrés qui bloquent la circulation sanguine et lymphatique, et aident la graisse à s'accumuler.

• Porter des vêtements trop serrés pendant plus de 12 heures vous fera le même effet qu'une cicatrice adhérente qui bloque la circulation, entrave les

recherche et d'étude sur la micro-nutrition et les aliments santé. À parcourir et à compléter par les conseils de votre professionnel de santé spécialisé en rééducation de la beauté afin d'éviter d'éventuels surdosages qui contribueraient à polluer votre milieu intérieur.

échanges énergétiques et peut finir par créer des problèmes dont la surcharge graisseuse fait partie.

• De la même manière et pour les mêmes raisons, donnez un peu de « mou » à vos bretelles de soutien-gorge, à vos élastiques de chaussettes ou de culotte.

• Chaussez-vous confortablement. Évitez les chaussures trop serrées et les talons trop hauts. Au-dessus de 4 à 5 cm, le port répété de talons finit par avoir des répercussions sur votre ventre, votre dos, vos jambes… Par exemple, le port de talons trop hauts peut provoquer des douleurs dorsales et lombaires qui se soldent le plus souvent par un relâchement musculaire du dos et, par répercussion, du ventre.

Conseil n° 8 : halte à la pollution de votre corps !

Nous vivons dans un environnement chargé de polluants divers, dont il n'est pas toujours facile de se protéger. En revanche, il vous est toujours possible de renoncer à certaines habitudes qui ajoutent de la pollution à la pollution. Par exemple :

– Évitez les expositions prolongées au soleil, sans protection efficace, aux heures les plus chaudes de la journée.

– Abstenez-vous de toute automédication sans prescription médicale ou sans l'avis d'un spécialiste.

– Abstenez-vous de fumer et fuyez les lieux enfumés par des fumeurs.

– Lisez attentivement les étiquettes de ce que vous absorbez, de manière à limiter votre consommation d'additifs industriels (colorants, conservateurs...).

Enfin, vous pouvez aussi apprendre à vous protéger contre un autre type de polluants, moins palpables mais tout aussi néfastes. D'abord le stress : la tension nerveuse fait maigrir les minces et grossir les autres. Alors si vous ne faites pas partie de la première catégorie, apprenez à mieux gérer ce stress.

Chassez aussi de votre esprit les pensées négatives qui pénètrent facilement en nous et repeignent tout en noir. Acceptez de voir le monde en rose et en bleu, et ces pensées positives auront très vite un effet bénéfique sur l'ensemble de votre corps et de votre esprit !

Vous pouvez, pour cela, suivre l'exemple de certaines sociétés qui ont développé des modes de vie très intéressants, couplant une alimentation centrée sur la quête de la santé à des relations humaines empreintes de respect et de bon sens et à un environnement préservé. C'est le cas notamment de l'île d'Okinawa, au Japon, qui détient le record du monde du nombre de centenaires en bonne santé. Bien sûr, la France n'est pas le Japon et Okinawa apparaît, vue d'ici, comme une île enchantée. Néanmoins, si cela vous intéresse, n'hésitez pas à vous pencher sur cette façon de vivre afin d'en tirer quelques principes bienfaisants.

La pyramide alimentaire est particulièrement intéressante, car elle ne place pas les aliments dans le même ordre qu'en France et dans la plupart des pays occidentaux.

De même, êtes-vous sûr d'attribuer vos soucis (votre poids qui fluctue, vos muscles qui s'affaiblissent, votre rétention d'eau...) à des causes justes ? Vous incriminez probablement des responsables extérieurs (le stress, votre patron, les erreurs générées par la société...), voire votre hérédité sur laquelle vous ne pouvez pas agir. Essayez de ne pas oublier qu'une bonne partie du problème repose entre vos mains. Vous avez toujours la possibilité d'agir, de modifier vos comportements, de bouger davantage, de mieux vous alimenter, d'apprendre à gérer le stress et les émotions... En attribuant à vous-même la responsabilité (pas la culpabilité !) de ce qui arrive, vous trouverez plus facilement le moyen de rectifier ce qui peut l'être pour améliorer votre silhouette, votre beauté et votre santé. Regardez-vous fonctionner, et vous découvrirez sans doute quelques idées pour vous prendre vraiment en charge au lieu d'incriminer d'autres que vous.

Conseil n° 9 : soupirez, respirez...

Respirez amplement chaque fois que vous y pensez et lâchez de grands soupirs !

Vous ferez ainsi fonctionner votre diaphragme, vous « déplierez » vos poumons et vous oxygénerez votre sang. C'est un remède simple contre les angoisses et les nœuds à l'estomac ; cela permet aussi de relâcher les tensions. Peu à peu, vous apprendrez à ressentir votre dos, vos muscles, votre ventre... Une bonne respiration, lente, ample et profonde, constitue une vraie gymnastique que l'on peut effectuer n'importe où, dans n'importe quelle circonstance, à n'importe quel moment de la journée.

Dès que possible, aérez-vous : une balade en forêt, quelques pas dans un endroit où l'air est pur vous feront le plus grand bien.

Conseil n° 10 : étirez-vous !

Vos articulations sont faites de tissu conjonctif : le cartilage, les ligaments, les capsules... Toutes ces structures vivent par et pour le mouvement. Une fois par jour, faites bouger toutes vos articulations : poignets, doigts, coudes, épaules, hanches, genoux, chevilles, orteils, cou et colonne vertébrale.

Mais attention : pensez à les faire bouger progressivement dans tous les sens, sans jamais forcer, en augmentant peu à peu l'amplitude de vos mouvements (c'est ce que les anatomistes appellent les degrés de liberté). Vous ne devez négliger aucune articulation. Chaque mouvement, chaque étirement redonnera de la vie à vos tissus et stimulera votre circulation sanguine.

Il suffit de quelques minutes d'étirements par jour pour obtenir des résultats rapidement. Faites vos étirements sans douleur, juste pour explorer chaque degré de votre souplesse[1].

Vous avez choisi de prendre soin de vous ? Bravo ! Grâce à cette nouvelle hygiène de vie quotidienne, vous allez gagner en beauté et en jeunesse.

Vous vous dites qu'il est trop tard ? Jetez ce pessimisme aux orties et cultivez une vision plus optimiste de l'avenir. Il n'est jamais trop tard pour commencer, et votre corps vous remerciera rapidement...

1. De nombreux livres existent, qui pourront vous guider dans des disciplines comme le stretching, mais aussi le yoga ou la méthode Pilates.

Chapitre 9

Des outils pour aller plus loin

Depuis le début de ce livre, je vous parle régulièrement de massage mécanique. Je fais notamment référence à un appareil qui a révolutionné le monde du massage : le Cellu M6[1]. Cet appareil est utilisé par des professionnels de l'esthétique. Depuis peu, sa petite sœur est née. Développée à partir de la même technique, la Wellbox peut, elle, être utilisée à la maison.

Dès que l'on parle de ce type d'appareils, une question alimente des débats souvent enflammés : pourquoi faudrait-il aller chercher des massages mécaniques alors que, depuis la plus lointaine Antiquité, les massages manuels ont fait la preuve de leur efficacité ? C'est vrai, les massages manuels ont leur efficacité. Mais elle ne se situe pas au même niveau que celle des massages mécaniques.

---

1. Le Cellu M6 est un appareil mis au point par l'entreprise LPG, dont la technique et l'appellation, l'endermologie ou lipomassage sont protégées.

Main *versus* machine

Qui n'a jamais rêvé de se faire masser ? Privilège des gens fortunés, avoir un masseur à domicile apparaît comme le summum du luxe, et nous sommes nombreux à en rêver souvent ! Le mot massage vient à la fois du grec *massein,* de l'hébreu *mashesh* et de l'arabe *mass,* trois termes qui signifient presser légèrement, palper, pétrir[1] ! Sans entrer dans une opposition stérile entre la main et la machine, nombre de personnes préfèrent la première et redoutent la seconde. Mais dans le cadre du traitement de la cellulite et des graisses localisées, il existe un impératif : apporter une quantité suffisante d'informations aux tissus pour obtenir une réponse. Or, la main est fatigable : elle ne pourra donc reproduire la même intensité tout au long d'une même journée, voire tout au long d'une même séance. Par ailleurs, quelle main pourrait être aussi rapide que la machine et délivrer une telle avalanche de stimulations, ne serait-ce qu'une seule fois par jour ? Songez alors aux professionnels qui devraient reproduire ces stimulations à longueur de journée : c'est impossible !

De plus, la main la plus habile qui soit ne peut effectuer deux actions simultanées pourtant très utiles : d'une part, l'aspiration qui permet de saisir les tissus

1. Steve Capellini, Michel Van Welden, Jocelyne Rolland, *Les Massages pour les nuls*, Paris, Éditions First, format de poche, 2009.

sans les pincer, d'autre part, la stimulation grâce à la rotation des rouleaux sur eux-mêmes ! La main pince la peau pour la saisir, elle ne peut faire autrement. Or cette saisie, ce pincement, sont sources de traumatisme circulatoire. Ils sont pourtant à l'origine de la technique historique du palper-rouler, mais ils ne sont pas du meilleur effet sur les tissus. Les adeptes les plus fervents des techniques manuelles avouent que les ecchymoses et les douleurs ne sont pas rares lors des séances de palper-rouler manuel.

Tout traumatisme sur un tissu déclenche une forme de congestion. Or, ne sommes-nous pas en train d'essayer d'éliminer la congestion cellulitique ? Comment chercher à atteindre un objectif (la décongestion) en produisant précisément son contraire (la congestion) ? En quelque sorte, le pincement manuel annulerait, par la congestion qu'il provoque, le bénéfice de la mobilisation des tissus ; mobilisation elle-même limitée du fait du manque d'originalité du mouvement des doigts.

Car c'est bien là la différence fondamentale avec le massage manuel. Pour obtenir des modifications de la structure de la peau (affinement, raffermissement, lissage), il est nécessaire d'apporter une somme de stimulations impossible à atteindre à la main. Les démonstrations scientifiques de l'efficacité du massage manuel portent sur la relaxation, la lutte contre l'anxiété, la respiration, le rythme cardiaque, la circulation sanguine… Elles ne portent pas sur une transformation réelle de la structure des tissus !

La machine est donc supérieure au massage manuel car elle est infatigable, et que ses procédés brevetés proposent une saisie intense sans jamais être douloureuse (sauf si elle est mal pratiquée) ni laisser de bleus. Elle sera toujours respectueuse des tissus, et suffisamment dynamique grâce à ses mécanismes actifs (rouleaux motorisés) et aux manœuvres effectuées par le praticien (dont les mains manipulent la machine) pour déclencher des processus de restructuration de la zone graisseuse ou cellulitique.

Ainsi, seule la machine est capable de rendre vraiment aux tissus les mouvements perdus. On ne vous a probablement jamais parlé de la cellulite ou du relâchement cutané de cette manière-là. Vous vous dites que cette rééducation est valable pour les accidents, après un plâtre, une chirurgie, une immobilisation… mais pas pour entretenir votre beauté. Pour vous en convaincre, allons voir de plus près quelles sont les avancées scientifiques permises par le Cellu M6 dans le domaine de la peau.

Un massage capable de lever les barrières !

Lever les barrières constitue une étape fondamentale du massage mécanique, sans laquelle rien ne serait possible. Mais n'allez surtout pas imaginer que le Cellu M6 risque d'endommager les tissus. Le corps n'aime pas la violence. La rupture d'un vaisseau dans la peau entraînerait la création d'un hématome, lequel se transformerait en fibrose, mettant en péril les résultats escomptés.

Bien au contraire, le massage mécanique mobilise fréquemment les tissus, en les étirant et en faisant jouer leur élasticité, ce qui leur permet de s'assouplir et de redevenir perméables, supprimant ainsi toute forme de barrage !

Les cellules baignent dans un gel dense et visqueux qui, comme tous les gels de l'organisme, se fluidifie quand on l'agite (comme une bouteille d'huile qui a séjourné au froid et que l'on secoue pour lui rendre sa fluidité). Après un certain temps de mobilisation des tissus, le gel du tissu conjonctif qui constitue les cloisons de l'hypoderme féminin retrouve sa fluidité.

Pour appliquer cette gymnastique réchauffante et assouplissante, il faut saisir la peau sans la pincer, l'étirer dans un sens puis dans l'autre jusqu'à ce que les cloisons retrouvent une longueur et une perméabilité suffisante.

En 2003, le professeur Ortonne[1] a réalisé une étude sur 30 femmes présentant de la cellulite au niveau des cuisses. Ces femmes ont reçu des séances de lipomassage professionnel (Cellu M6) de 35 minutes, deux fois par semaine pendant huit semaines (ce que l'on appelle classiquement un traitement d'attaque).

1. Chef du service de dermatologie au CHU de Nice.

Elles ont été ensuite réparties en 3 groupes pour une période de suivi de six mois avec 0, 1 ou 2 séances d'entretien par mois. Les résultats ont montré les effets suivants chez toutes les femmes participant à l'étude :
– Diminution du périmètre des zones traitées de 1,5 à 3 cm.
– Lissage de la jonction entre le derme et l'hypoderme, visualisable grâce à une échographie très précise, et confirmé par le lissage de la surface de la peau (diminution de l'effet peau d'orange).
– Dès la fin de la quatrième semaine, une sensation de peau plus lisse et moins capitonnée, due à l'assouplissement des barrières et à la diminution de la fibrose et de la congestion tissulaire.

Enfin, au cours de la période de suivi, le groupe qui recevait deux séances d'entretien par mois voyait encore ses résultats s'améliorer, jusqu'à doubler, alors que le groupe sans séance maintenait son acquis, sans rien faire, pendant six mois[1].

---

1. Ortonne J.-P. *et al.* (Dermatology Department, Archet Hospital, Nice, France), « Treatment of cellulite : effectiveness and sustained effect at 6 months with Endermologie® demonstrated by several quantitative evaluation methods », *Nouv. Dermatol.*, 2004 ; 23 : 261-269.

Un massage capable d'activer la lipolyse !

Pour perdre du volume dans les zones récalcitrantes aux régimes et à l'exercice, il faut trouver un autre moyen de déclencher la lipolyse. Aucun autre moyen n'existe que le massage mécanique, mis à part la liposuccion qui élimine de manière traumatique les cellules graisseuses des zones en surcharge, mais qui n'élimine pas la cellulite trop superficielle pour la canule.

Les drainages n'ont jamais entraîné la graisse dans le circuit lymphatique. Les ultrasons n'ont jamais fait éclater les adipocytes. Et quand bien même… Des adipocytes éclatés constitueraient un énorme danger, car ils seraient capables de générer une embolie graisseuse, avec des conséquences gravissimes.

Seul le massage mécanique répété, intense, profond, est capable de réveiller les cellules du bas du corps par son action de mécanotransduction provoquée. Le Pr Lafontan a démontré que, soumises à un programme de lipomassage Cellu M6, les cellules graisseuses s'activent et libèrent davantage de graisse après la fin du programme qu'avant.

Ces données scientifiques ont été obtenues grâce à l'une de ses inventions, un moyen d'évaluation du métabolisme graisseux appelé la microdialyse. À l'aide d'une aiguille minuscule qui recueille ce qui sort de la cellule graisseuse, ce chercheur est capable de relever de l'information au cœur du tissu graisseux pour mieux comprendre comment l'adipocyte fonctionne. L'aiguille implantée permet d'enregistrer tout ce que la cellule graisseuse élimine, en qualité et en quantité : les acides gras, le glycérol…

Dix femmes âgées de 35 à 45 ans ont accepté de se soumettre à ce test avant et après avoir reçu douze séances de lipomassage sur les cuisses en quatre semaines. Aucun changement n'est intervenu dans leur alimentation ni dans leur activité physique, ce qui a permis d'évaluer réellement ce qui se passait dans les cellules soumises au massage mécanique. En parallèle avec l'enregistrement de l'activité de l'adipocyte, les mesures habituelles ont été pratiquées (épaisseur du pli cutané, périmètre des zones traitées et stade de la cellulite).

Résultats : avant d'entamer le lipomassage, la microdialyse n'a enregistré aucune lipolyse. Les cellules savaient bien stocker, mais ne savaient pas libérer la graisse. En revanche, les tests effectués après les séances de massage mécanique lipomassage ont montré une nette activation de l'adipocyte qui devenait apte à déstocker. Ce déstockage a également entraîné une diminution du périmètre de la cuisse (– 5 %), une réduction de l'épaisseur du pli cutané (– 13 %) et une diminution du stade de la cellulite (– 31 %).

Normalement inactifs et endormis, les adipocytes de la cuisse ont été réveillés par les stimulations mécaniques des rouleaux du Cellu M6 qui massent en profondeur les zones graisseuses. Cette mécanotransduction provoquée a stimulé les récepteurs « β » des cellules graisseuses, lesquels ont déclenché une lipolyse naturelle comme en témoignent le glycérol et les acides gras retrouvés dans la microdialyse. Pour la première fois, les cellules graisseuses ont montré leur capacité à réagir à des stimulations mécaniques. La mécanotransduction a fonctionné[1]...

Un massage qui favorise le drainage

Comme je vous l'ai expliqué tout au long de ce livre, la rétention d'eau dans les tissus graisseux cloisonnés et congestionnés demande parfois des interventions à la fois plus subtiles et plus profondes que le simple drainage lymphatique manuel.

Le passage de la machine sur la peau réalise un drainage mécanique qui soulève et étire la peau au lieu d'appuyer légèrement comme le fait la main du kinésithérapeute. Cet étirement est utile pour tendre des ligaments minuscules, véritables petits rubans reliant le tissu conjonctif et les parois des vaisseaux lymphatiques, qui permettent l'ouverture des parois comme les pétales d'une fleur.

1. Monteux C., Lafontan M., « Use of the microdialysis technique to assess lipolytic responsiveness of femoral adipose tissue after 12 sessions of mechanical massage technique », *J. Eur. Acad. Dermatol. Venescol.*, 2008, 22, 1465-1470.

Résultat : la corde se tend, la porte s'ouvre, la lymphe entre dans le canal qui se remplit puis se contracte quand il est trop plein. Et ainsi chemine la lymphe pour être éliminée. C'est encore un petit coup de pouce qui est venu au secours de la nature débordée par les événements. Grâce au drainage mécanique, non seulement la progression de la lymphe est facilitée, mais le drainage naturel est accéléré, facilité par l'ouverture des barrières, et le confort s'installe peu à peu.

Des mesures effectuées dans la prestigieuse université de Los Angeles, en Californie[1], ont montré qu'après un massage mécanique de 20 minutes, la circulation lymphatique est multipliée par 3 et la microcirculation par 2,5 !

La naissance du palper-rouler motorisé

Reste à connaître l'origine de ce procédé dont l'efficacité ne laisse plus le moindre doute. Comme c'est souvent le cas pour les inventions les plus géniales, le Cellu M6 est né d'un concours de circonstances.

1. Watson J., Fodor P. B., Cutcliffe B., Sayah D., Shaw N., « Physiological effects of endermologie: a preliminary report », *Aesthetic Surg. J.*, 1999, 19(1) ; 27-33.

En 1986, à Valence, en France, Louis-Paul Guitay se rend régulièrement chez son kinésithérapeute : il subit des séances de massage destinées à traiter des douleurs cervicales et des problèmes d'épaule rebelles consécutifs à un accident de voiture. Le massage qu'il reçoit le soulage, en particulier une manœuvre appelée le palper-rouler. Bien qu'appréciant cette manœuvre, Louis-Paul Guitay ressent des différences dans les gestes de son praticien, qui s'avère plus ou moins efficace et dynamique selon le moment de la journée. De plus, même si cette manœuvre le soulage, il la ressent douloureusement.

Un jour, il décide de construire une machine composée de deux rouleaux, actionnés par un moteur et une pompe aspirante, pour recréer cette fameuse manœuvre. De bricolage en bricolage, le premier Cellu M6 voit le jour. Très vite, Louis-Paul Guitay crée la société qui porte ses initiales : LPG. Le Cellu M6 est alors fabriqué puis présenté au corps médical, en particulier au Dr Jarricot à Lyon et au Dr Maigne à Paris. Ces deux médecins mettent en pratique la machine chacun dans son domaine (l'un dans le domaine viscéral et l'autre vertébral).

Les premiers patients qui reçoivent ce nouveau traitement découvrent son efficacité pour soulager leurs maux. Mais ce n'est pas tout : certains de ces patients sont des femmes. Et elles s'aperçoivent que, en plus des effets bénéfiques liés à leur problème, la cellulite et la graisse disparaissent dans les zones traitées, et que leur peau retrouve un aspect plus jeune.

Les médecins et les kinésithérapeutes accueillent l'appareil avec enthousiasme. Pour les uns, c'est enfin la solution pour améliorer les cicatrices et traiter les brûlures ; pour les autres, il s'agit d'une arme contre les œdèmes, les troubles de la peau, les graisses localisées... Dans tous les cas, les professionnels saluent son efficacité globale sur les problèmes de tissu conjonctif et sur la cellulite.

Dans un ouvrage consacré à l'histoire de la beauté, l'historien Georges Vigarello[1] relate que, dès le début du XXe siècle, à l'époque où les vêtements raccourcissent et où les femmes commencent à se préoccuper du « bas de leur corps », le pétrissage fait espérer l'amaigrissement rapide : effacer les rondeurs en les malaxant ! Les établissements Mora, installés à Paris, à Boston et à New York, commercialisent des rouleaux censés effacer bajoues, double menton et amas graisseux divers. On parle alors de « broyer » les contours en excès. Il faudra attendre l'avènement du Cellu M6 pour que le rêve devienne réalité scientifique !

Quelques années après le lancement de l'appareil, la fille de Louis-Paul Guitay, Nathalie, ouvre sa première filiale aux États-Unis avec, à sa tête, un kinésithérapeute français, Michel Van Welden. Le 14 juillet 1995, le Cellu M6 fait une entrée remarquée outre-Atlantique. Là-bas, la technique est réservée aux seuls chirurgiens plasticiens. Le Cellu M6 acquiert ainsi ses lettres de

---

1. Georges Vigarello, *Histoire de la beauté. Le corps et l'art d'embellir de la Renaissance à nos jours*, Le Seuil, 2006.

noblesse en se faisant accepter par les plus grands noms de la beauté, très vite suivis par les chirurgiens du monde entier. En 1998, la prestigieuse Food and Drug Administration (FDA) accorde au Cellu M6 l'approbation tant attendue qui le place au premier rang mondial des appareils capables de réduire l'apparence de la cellulite. Depuis cette date, et grâce aux multiples applications développées partout dans le monde, la FDA a accepté de couvrir le Cellu M6 d'autres lauriers : récupération des courbatures du sportif, participation dans la rééducation des brûlés, réduction des volumes graisseux localisés, drainage lymphatique.

Pendant ce temps, des grands centres de rééducation des brûlés trouvent la technique incontournable et l'équipe de France de football l'utilise pour la récupération de ses joueurs pendant le Mondial 98. Même les chevaux peuvent goûter au Cellu M6, une machine ayant été spécialement conçue et fabriquée pour eux (LPG Équin). Les grands hôtels, les Spa les plus luxueux du monde le mettent en tête des menus des soins de beauté et de bien-être.

En 1995, le Cellu M6 se miniaturise avec l'invention de la Wellbox. De la taille d'un casque de moto, cette petite machine portable à utiliser soi-même propose à tous, à domicile, les bienfaits de ce massage mécanique.

Aujourd'hui, le Cellu M6 est présent dans plus de 110 pays, reconnu pour son efficacité, utilisé par les plus grands professionnels de la beauté et plébiscité par les plus grands spécialistes mondiaux du tissu conjonctif.

Êtes-vous sûr de bien connaître le massage mécanique ?

Vous commencez à vous familiariser avec les secrets de la rééducation de la beauté, mais vous avez encore certaines idées reçues sur le massage mécanique. Voici quelques informations qui vous aideront à les combattre.

1. Tous les appareils mécaniques procurent les mêmes stimulations.

FAUX

Il existe de nombreux appareils de massage mécanique sur le marché qui tous se revendiquent du leader, le Cellu M6 et son palper-rouler, le premier sur le marché à proposer cette technologie sophistiquée des rouleaux motorisés. Aujourd'hui, sa suprématie est due au fait que lui seul dispose d'un brevet qui le protège contre les copies et les imitations.

Il faut se méfier en particulier des appareils qui ne font qu'aspirer. La vacuothérapie (thérapeutique par aspiration) consiste à appliquer une pression négative sur la peau à la manière d'une ventouse. Celle-ci est utile pour soulever les tissus et les soumettre à la stimulation de rouleaux ou de clapets. Mais en l'absence de l'action exercée par les rouleaux, elle fait souvent subir aux tissus une forme de « suçon » mécanique, dont le pouvoir congestionnant peut être dommageable pour la peau, les petits vaisseaux, le collagène et l'élastine.

2. L'aspiration est fondamentale pour traiter mécaniquement les tissus.

FAUX

L'aspiration n'est pas fondamentale pour traiter mécaniquement les tissus, mais elle est fondamentale pour saisir légèrement la peau sans la pincer, et pour que la tête de traitement de la machine adhère bien à la peau. Ainsi, la peau, la graisse, voire les muscles, peuvent être soumis aux stimulations mécaniques. C'est cette « gymnastique tissulaire » qui forme une multitude de plis, profonds ou superficiels, étirants, tonifiants ou assouplissants, pour répondre à toutes les demandes thérapeutiques de beauté et de santé. L'aspiration est donc un paramètre mineur dans l'efficacité du massage mécanique, mais nécessaire pour une bonne saisie des tissus.

3. Le massage mécanique doit être douloureux pour être efficace.

FAUX

Sur une zone touchée par la cellulite, congestionnée et cloisonnée, toute mobilisation, contact ou pincement manuels sont douloureux. La cellulite, en emprisonnant le tissu graisseux, irrite les petits filets nerveux de la peau et provoque cette hypersensibilité. Lors d'un traitement mécanique, il est possible de ressentir une sensation intense de saisie de la peau. Mais celle-ci est rarement douloureuse car les rouleaux ne reproduisent pas le pincement produit par les doigts. Ce dernier est remplacé par la saisie des rouleaux, plus large et étendue, indolore et souvent agréable.

Une douleur insupportable serait le signe que le praticien a dépassé les limites de résistance de la peau et des capillaires. Ce qu'il faut absolument éviter car cela risque de provoquer des bleus, des œdèmes, des ecchymoses, générant congestion et fibrose. Tout ce que, précisément, l'on cherche à combattre !

4. Un traitement mécanique produit des bleus et fait éclater les petits vaisseaux.

FAUX

Tant que l'on utilise le massage mécanique sur une personne ne souffrant d'aucune maladie sanguine grave, il n'y a aucune raison qu'il provoque l'apparition de bleus. Les petits vaisseaux visibles sous la peau ne sont pas des vaisseaux éclatés. Ces « télangiectasies » (ou varicosités) sont visibles simplement parce qu'ils sont remplis de sang. Ils sont le fait d'une mauvaise circulation locale et d'un tissu bloqué par de nombreux barrages. Ils peuvent donc tout à fait bénéficier des effets du massage mécanique.

Par principe, fuyez tout traitement qui génère des bleus, des ecchymoses ou des douleurs : ils produisent de la congestion en voulant la diminuer.

5. Les résultats d'un massage mécanique dépendent du praticien qui l'effectue.

VRAI

Comme toute technique faisant intervenir une personne (coiffeur, médecin, dentiste...), le Cellu M6 donne des résultats variables selon la manière dont le praticien l'utilise. Pour cette raison, la vente d'un appareil mécanique de massage pour le corps et le visage doit s'accompagner d'une formation initiale au moment de l'achat, suivie d'une formation de perfectionnement quelques mois plus tard.

6. Les massages mécaniques risquent de rendre la peau flasque.

FAUX

Après un bilan rigoureux visant à déterminer la qualité des tissus et leurs problèmes, le praticien applique des manœuvres dosées, jamais douloureuses, sur une peau apte à les recevoir. Certaines patientes interpellent cependant leur praticien pour que celui-ci dépasse la puissance conseillée, suivant le vieil adage selon lequel « il faut souffrir pour être belle ». Si le praticien accepte (à tort), il se peut que la trop forte puissance ait comme effet d'étirer la peau au-delà de ses capacités, produisant une distension du tissu conjonctif.

Même si la personne traitée reste insensible au passage de l'appareil, le praticien ne doit pas intensifier la puissance de traitement. Il doit plutôt accentuer le dynamisme et la profondeur des manœuvres en s'appliquant à les réaliser de manière plus lente, voire plus localisée, pour que les rouleaux ou les clapets puissent donner le maximum de leur efficacité.

Un bon thérapeute utilisera une musique cadencée ou le tempo d'un métronome pour calquer ses manœuvres sur le rythme adéquat : lent pour des zones denses, plus rapide pour des zones plus fines.

7. Une fois les résultats obtenus, il faut poursuivre les séances avec la même fréquence afin que les problèmes ne réapparaissent pas.

FAUX

Dans son étude sur la cellulite, le Pr Ortonne a démontré la rémanence, c'est-à-dire le maintien des résultats, durant les six mois qui suivent les deux mois de traitement. Et ce, même sans séances d'entretien. En revanche, cette étude a montré que les résultats continuent à s'améliorer si l'on effectue des séances d'entretien, même très espacées (une fois par mois).

Le propre d'un organisme vivant est de changer, d'évoluer, en bien (la croissance, la cicatrisation…) ou en mal (le vieillissement, l'usure…). Chaque mois, le cycle féminin ordonne aux cellules graisseuses de stocker et aux tissus de garder l'eau, par le biais de messages hormonaux. L'ampleur de ces phénomènes, plus ou moins gênants, est toujours dépendante du style de vie, de l'âge, de la morphologie… L'horloge du temps continue de tourner. De ce fait, les résultats obtenus par les techniques de massage mécanique ne peuvent être considérés comme des acquis définitifs. C'est pourquoi il est recommandé d'effectuer une séance par mois (c'est une moyenne) afin de pérenniser l'action de la machine et de lutter au fur et à mesure contre les effets du temps en stimulant régulièrement nos cellules.

8. Les soins mécaniques remplacent le régime et les exercices.

VRAI et FAUX

Tout dépend des zones du corps que l'on veut transformer. Certaines zones sont sensibles aux régimes et à l'activité physique, d'autres leur restent totalement insensibles. Le massage mécanique est indiqué pour déloger la cellulite et la graisse résistante aux régimes et à l'exercice, généralement logées dans le bas du corps féminin. De leur côté, le régime et les exercices physiques sont indiqués pour brûler la graisse du surpoids, située le plus souvent dans le haut du corps, et pour augmenter le métabolisme, ce qui permet d'éviter les futures prises de poids. Par contre, ils ne peuvent rien contre la cellulite ou le relâchement cutané. Les cibles des uns et des autres sont donc très différentes ! C'est pourquoi, le plus souvent, c'est l'association du massage mécanique, de l'équilibre nutritionnel et de l'activité physique qui vient à bout des problèmes sur l'ensemble de la silhouette.

9. Après une liposuccion, il n'est plus nécessaire de pratiquer le massage mécanique pour prévenir la cellulite.

FAUX

Dans la confusion générale qui règne autour des techniques d'amincissement, la liposuccion (aussi appelée lipoaspiration) représente le geste ultime, jouissant d'une image exagérément positive puisqu'il est censé régler sans effort tous les soucis de silhouette à condition d'accepter le passage sous le bistouri du chirurgien. Or, il n'en est rien ! Aucun miracle n'existe en la matière.

Comme toutes les techniques, la liposuccion a des indications bien précises et des limites. Elle règle les problèmes de graisse en excès, qu'elle élimine matériellement, mais elle ne traite en aucun cas la cellulite, trop superficielle pour être atteinte par les instruments du chirurgien.

En réalité, liposuccion et massage mécanique se complètent. Après une intervention qui a éliminé une partie de la surcharge graisseuse, les massages mécaniques permettent de traiter la cellulite et d'harmoniser l'ensemble de la silhouette.

10. Il suffit de quelques séances espacées pour que le massage mécanique produise son effet sur le corps et sur le visage.

FAUX

La gymnastique mécanique constitue un entraînement des cellules de vos tissus, qui réapprennent à éliminer l'excédent et à produire l'essentiel. Pour que cette élimination (de graisse, d'eau...) et cette production (de collagène, d'élastine...) portent leurs fruits, cet entraînement doit être régulier et prolongé.

Régulier, car les bénéfices obtenus lors de chaque séance s'ajoutent les uns aux autres. Si un laps de temps trop long sépare deux applications, les tissus « oublient » les messages qu'ils ont reçus et la vie contraignante (qui l'est aussi pour nos tissus) reprend le dessus.

Prolongé, car il semblerait que nos tissus répondent d'autant mieux aux stimulations mécaniques que celles-ci sont appliquées durant un temps suffisamment long. Regardez autour de vous : que l'on parle de compléments alimentaires, de cosmétiques, d'exercices, de régime..., le temps est toujours impliqué. Il faut dans tous les cas s'astreindre pendant au moins un mois pour voir des résultats. Ce seuil existe aussi pour les stimulations mécaniques. Mais les effets sont si nombreux que, dès les premières séances, on peut ressentir ou voir les différences : peau plus lisse, plus dense, plus ferme, silhouette plus libre, moins congestionnée ! À la différence d'autres produits et techniques invasives ou agressives, chaque séance apporte un bien-être réel qui donne envie de répéter l'opération.

Qui pratique (ou recommande) le massage mécanique ?

Le massage mécanique est conseillé et pratiqué par de nombreux médecins et thérapeutes, dans le cadre de spécialités très diverses. Avant de les découvrir, voici un **tour d'horizon des bienfaits de cette technique**.

Embellir

Pour améliorer l'apparence de la peau en synergie avec l'emploi de produits cosmétiques.

Rééduquer

Pour retrouver la fonction des tissus après un accident, une maladie, une immobilisation... C'est le travail du kinésithérapeute.

Prévenir

Pour éviter que des troubles s'installent dans ces tissus, comme par exemple la stase, la surcharge, la raideur, le relâchement du fait de la sédentarité ou du vieillissement.

Entretenir

Pour maintenir les résultats obtenus par un traitement, et pour stabiliser les fonctions tissulaires afin que les contraintes de la vie quotidienne ne reprennent pas le dessus.

Préparer

Pour faire face à une circonstance particulière, effort intense ou chirurgie, et éviter (ou au moins limiter) les conséquences fâcheuses de ces situations sur la mécanique corporelle.

Récupérer

Pour que les tissus retrouvent plus rapidement leurs propriétés et leurs compétences après les mêmes circonstances particulières.

Ainsi, la gymnastique mécanique des tissus concerne tous les individus, à tous les âges de la vie ! Au-delà de la beauté et du bien-être, cette forme de thérapie basée sur le mouvement nous emmène sur le chemin de la santé, de l'anti-âge, de la qualité de vie, du sport sans risque… Elle concerne donc tous les professionnels qui s'intéressent au corps humain, que leur cible soit une personne en bonne santé soucieuse de son bien-être ou de sa beauté, un individu atteint d'une maladie ou victime d'un accident, blessé ou handicapé, un patient ayant subi une intervention chirurgicale, voire un athlète de haut niveau désireux de rester performant.

Voici une **liste non exhaustive des professionnels concernés :**

Entraîneurs sportifs

Ceux qui conseillent les sportifs, professionnels ou amateurs, peuvent utiliser le massage mécanique pour les aider à mieux gérer leur corps, leurs performances, tout en leur permettant de mieux récupérer après des efforts sportifs.

Esthéticiennes

Celles qui s'occupent de notre beauté peuvent inclure les modelages mécaniques dans les soins du corps et du visage, en association avec les habituels produits cosmétiques qui verront leurs effets optimisés.

Phlébologues

Ces médecins spécialisés dans les problèmes de circulation veineuse peuvent combiner le massage mécanique avec un traitement médicamenteux, ce qui permet de prendre en charge de manière plus complète les tissus environnant les veines. Ils peuvent ainsi faciliter les échanges, accélérer le retour veineux ou optimiser le système lymphatique, et rendre aux veines leur liberté dans des tissus sans cellulite, fibrose, graisse ou congestion.

La mécanotransduction est plus souvent décrite pour la peau ou les os, mais elle s'avère aussi efficace pour soulager les vaisseaux sanguins. Ceux-ci sont en permanence soumis aux contraintes mécaniques de la circulation sanguine, et ces stimulations sont capitales pour la bonne santé des vaisseaux. Lorsque le flux sanguin est ralenti, un système d'adaptation permet de le réguler afin que la stase ne lèse pas les cellules. Le massage mécanique apporte un « coup de pouce » à cette mécanotransduction naturelle. D'autres systèmes, comme la pressothérapie, sont également efficaces dans ce cas.

Cancérologues

Le massage mécanique est sans effet sur le cancer lui-même. Mais il aide à améliorer la qualité de vie des patients après une chirurgie grâce à l'assouplissement des cicatrices et au traitement des lymphœdèmes souvent consécutifs aux opérations du cancer du sein[1]. Une étude récente, réalisée en Australie par le Pr Piller, a montré que 25 minutes de drainage réalisé avec le Cellu M6 donnaient une efficacité supérieure à 45 minutes de drainage manuel dans ce type de cas. Ces résultats s'expliquent par le fait que la fibrose ainsi levée libère la stagnation de la lymphe. De plus, les effets sont plus durables.

Chirurgiens esthétiques

Les techniques mécaniques sont pour eux une alternative à la liposuccion (aussi appelée lipoaspiration) chez les patient(e)s qui présentent des contre-indications à la chirurgie, ou un complément pour raccourcir les suites opératoires et obtenir un résultat plus rapide et plus complet.

Gastro-entérologues

Ils peuvent utiliser le massage mécanique sur les transits intestinaux perturbés, afin de limiter l'utilisation de médicaments. Le Cellu M6 aide le transit intestinal à la fois par voie directe (massage du ventre) et indirecte ou réflexe (massage du dos et de la voûte plantaire). Les résultats sont généralement rapides : disparition du ballonnement, reprise d'un rythme de transit plus régulier, diminution des douleurs abdominales. Associée aux règles habituelles d'hygiène de vie (alimentation équilibrée et riche en fibres, consommation suffisante d'eau, exercice physique régulier…), le massage méca-

1. Pr Neil Piller, « Comparison of the effectiveness of MLD (manual lymphatic drainage) and LPG technique », *Journal of lymphoedema*, vol. 2, n° 2, 2007.

nique permet ainsi de lutter contre les constipations chroniques. Cette application a fait l'objet d'une étude clinique menée sur 48 patients dans un cabinet de kinésithérapie à Bordeaux en 1999[1].

Nutritionnistes

Comme les endocrinologues, eux aussi ont en charge le surpoids de leurs patients. Ils ont recours au massage mécanique pour compléter leur approche en remodelant la silhouette des personnes qui ont perdu leur excès de poids.

Kinésithérapeutes

Ils peuvent utiliser les massages mécaniques dans toutes les applications antidouleur et antiraideur, mais aussi lorsque des cicatrices créent des barrières gênantes qu'il faut lever pour retrouver liberté articulaire et posture adéquate.

S'ils pratiquent la rééducation de la beauté, ils utiliseront aussi le massage mécanique pour prodiguer à leurs patients des soins thérapeutiques de beauté, agissant à la fois sur l'esthétique visible et sur la santé des tissus profonds.

Médecins esthétiques

De même que les chirurgiens, ils peuvent utiliser les stimulations mécaniques tissulaires comme une alternative aux techniques invasives pour lutter contre les effets du temps.

---

1. Pascal Blondelle, masseur-kinésithérapeute, Centre d'urologie Bel-Air, Cuba et 138, avenue de la République, 33000 Bordeaux, France.

Dentistes

Ils sont préoccupés non seulement par les dents et les gencives, mais aussi par tous les tissus du visage (muscles, peau, tissus conjonctifs). Le massage mécanique peut leur être utile pour soulager les problèmes liés à des mauvais positionnements des mâchoires. Aux États-Unis, certains dentistes utilisent la stimulation des tissus du visage pour resculpter les lèvres et l'ovale du visage, afin de donner un cadre plus favorable aux nouvelles dentitions.

Ainsi, de nombreux praticiens sont impliqués dans cette nouvelle forme de thérapie mécanique. Cependant, d'un pays à l'autre, les réglementations et les compétences étant différentes, il se peut que vous ne trouviez pas partout les mêmes professionnels pour les mêmes traitements.

En France, le kinésithérapeute a la chance d'être aussi masseur. Il est donc l'artisan des mouvements du corps, les grands comme les petits. C'est l'artisan principal de la rééducation de la beauté !

Des chiffres utiles

Vous avez certainement déjà entendu parler d'indice de masse corporelle, de métabolisme basal ou de répartition des masses corporelles. Voici ce que signifient ces indices, comment les calculer et comment les utiliser.

L'indice de masse corporelle (ou IMC)

Il se calcule très facilement. Il suffit de diviser son poids en kilos avec sa taille en mètre, élevée au carré. Un exemple : une personne qui pèse 58 kilos et mesure 1m65 fera le calcul suivant : 58 divisé par (1,65 × 1,65), soit 58 divisé par 2,72. Ce qui donne 21,32.

Ensuite, il suffit de comparer le chiffre obtenu avec le tableau ci-dessous pour savoir si on a un poids normal, si l'on est trop maigre, en surpoids ou aux portes de l'obésité.

Calculez votre IMC

Votre poids (en kg)	= A = ...
Votre taille (en m)	= B = ...
Votre IMC	$\frac{A}{B \times B}$ = ...
En dessous de 18,5	Maigreur
De 18,6 à 24,9	Poids normal
De 25 à 29,9	Surpoids
De 30 à 34,4	Obésité légère
De 35 à 39,9	Obésité moyenne
40 et au-delà	Obésité grave

On estime généralement que l'IMC idéal est de 21 pour une femme et de 23 pour un homme. Cependant, ce calcul prenant seulement en compte la taille et le poids, il laisse de côté de nombreuses données importantes comme la masse musculaire, la masse graisseuse, la masse hydrique, le poids du squelette... Pour affiner le calcul, il faut donc se peser sur une balance à impédancemétrie qui permet de déterminer les principales masses corporelles.

La répartition des masses corporelles

Une fois que votre balance à impédancemétrie vous a fourni les chiffres de votre masse graisseuse, vous pouvez comparer ces chiffres avec les tableaux ci-après, afin d'évaluer avec plus de précision votre état global.

Pourcentage de matières grasses chez les femmes

Âge	20-24	25-29	30-34	35-39	40-44	45-49	50-59	+ de 60
Excellent	18,2 %	18,9 %	19,7 %	21 %	22,6 %	26,3 %	26,6 %	27,4 %
Bon	22,1 %	22 %	22,7 %	24 %	25,6 %	27,3 %	29,7 %	30,7 %
Moyen	25 %	25,4 %	26,4 %	27,7 %	29,3 %	30,9 %	33,1 %	34 %
Mauvais	29,6 %	29,8 %	30,5 %	31,5 %	32,8 %	34,1 %	36,2 %	37,3 %

Pourcentage de matières grasses chez les hommes

Âge	20-24	25-29	30-34	35-39	40-44	45-49	50-59	+ de 60
Excellent	10,8 %	12,8 %	14,5 %	16,1 %	17,5 %	18,6 %	19,8 %	20,2 %
Bon	14,9 %	16,5 %	18 %	19,3 %	20,5 %	21,5 %	22,7 %	23,2 %
Moyen	19 %	20,3 %	21,5 %	22,6 %	23,6 %	24,5 %	25,6 %	26,2 %
Mauvais	23,3 %	24,3 %	25,2 %	26,1 %	26,9 %	27,6 %	28,7 %	29,3 %

Le métabolisme basal

On nomme ainsi les dépenses énergétiques de base de votre organisme, la quantité d'énergie qu'il dépense pour ses fonctions propres (respiration, circulation sanguine, production d'hormones, renouvellement cellulaire...), en dehors de toute activité. Cet indice donne une idée du caractère dépensier ou au contraire économe de votre organisme. Chaque métabolisme est différent, et il faut prendre en compte ces particularités dans l'évaluation globale d'un individu. C'est ce que font notamment ces deux sites :

http://www.ac-nice.fr/svt/productions/2ao/equilal/calcmet.htm

http://muscul.az.free.fr

Bibliographie

Apfeldorfer G. (Dr), *Maigrir : c'est dans la tête*, Paris, Odile Jacob, 2004.

Blanchemaison Ph. (Dr), *8 Minutes par jour pour maigrir du bas*, Paris, Albin Michel, 2004.

Capellini S., Van Welden M., Rolland Jocelyne, *Les Massages pour les nuls*, Paris, First éditions, 2009 (format de poche).

Delabos A. (Dr), *Mincir sur mesure grâce à la chrononutrition*, Paris, Albin Michel, 2005.

Delong Ch. (Dr), *Le Sport dans la vie d'une femme*, Paris, Le Cherche midi éditeur, 2007.

Dufour A., 100 *Réflexes Okinawa. Le meilleur régime au monde, anti-âge et antikilos*, Paris, Leduc.s éditions, 2006.

Dufour M., Colné P., Gouilly P., *Massages et massothérapie. Effets, techniques et applications*, 2e édition, 2006.

Gasquet (de) B. (Dr), *Abdominaux arrêtez le massacre !*, Bruxelles, Marabout, 2009.

Hamel T. (d'après des entretiens avec le Pr Lafontan), *Les Biorythmes de la minceur*, Paris, Privat, 2002.

Hansel B. (Dr), *Surveillez votre ventre. Attention au syndrome de la bedaine !*, Paris, Hachette Pratique, 2007.

Festy D., *Tout vient du ventre ou presque !*, Paris, Leduc.s éditions, 2006.

Pallardy P., *Et si ça venait du ventre ?*, Paris, Robert Laffont, 2002.

SEIGNALET P. (Dr), *L'Alimentation ou la Troisième Médecine*, Éditions de l'Œil, 5e édition, 2004.

SERVAN-SCHREIBER D. (Dr), *Anticancer. Prévenir et lutter grâce à nos défenses naturelles*, Paris, Robert Laffont, 2007.

STÉVENIN Ph., DANILO A., *Le Corps dans la vie quotidienne*, Paris, Éditions Épi, 1974.

VIGARELLO G., *Histoire de la beauté. Le corps et l'art d'embellir de la Renaissance à nos jours*, Paris, Le Seuil, 2006.

Table des Matières

Chapitre 2

Chapitre 3

Chapitre 4

Chapitre 6

Chapitre 7

Chapitre 8

AVRIL
514-654-5506

Pour en savoir plus
sur la Rééducation de la Beauté,
vous pouvez contacter
Jocelyne Rolland
sur son site

http://www.jocelynerolland.com

Illustrations : Hélène Lafaix
Composition : IGS-CP
Impression CPI Bussière en avril 2010
à Saint-Amand-Montrond (Cher)
Éditions Albin Michel
22, rue Huyghens, 75014 Paris
www.albin-michel.fr
ISBN 978-2-226-19522-7
N° d'édition : 19057/01. – N° d'impression : 101006/4.
Dépôt légal : avril 2010.
Imprimé en France.